의·약·보건학 자료를 적용한

알바트로스 통계분석 기본편

**집필 :** 장현아 · 최경화 · 노맹석
**감수 :** 하미나 · 이영조 · 하일도

의·약·보건학 자료를 적용한
**알바트로스 통계분석 기본편**

2022년 11월 20일 초판 인쇄
2022년 11월 25일 초판 발행

지은이 _ 장현아 · 최경화 · 노맹석
펴낸이 _ 김수복
기　획 _ 남재결
제　작 _ 성두현
영　업 _ 박보혜
펴낸곳 _ 단국대학교출판부
등　록 _ 1968.2.27 : No. 제03-00095호
주　소 _ 경기도 용인시 수지구 죽전로 152
전　화 _ 031-8005-2405
팩　스 _ 031-8021-7154

값 15,000원



ISBN 978-89-7092-791-6 93510

의·약·보건학 자료를 적용한

# 알바트로스 통계분석 기본편

**집필** : 장현아 · 최경화 · 노맹석
**감수** : 하미나 · 이영조 · 하일도

nos vos

# 머리말

통계학의 쓰임새는 날로 증가하고 있고 의학 및 보건학 분야 역시 통계학은 필수적입니다. 하지만 통계학이 익숙하지 않은 학부생, 의학 및 보건학 전공자와 같은 통계 초보자들에게 통계분석은 막연하기만 할 것입니다. 특히, 주로 활용되는 소프트웨어는 코드 방식으로 구성되었거나(R, Python, SAS 등) 값이 비싸(SAS, SPSS 등) 쉽게 접근하기 어렵습니다. 이영조 단국대학교 석좌 교수님과 그의 팀은 누구나 접근 가능하며 통계분석의 편의를 제공하고자 R을 기반으로 하는 메뉴 방식의 웹 소프트웨어인 알바트로스를 개발하였습니다. 이에 본 교재는 알바트로스의 사용법과 실제 보건 및 의학·임상에서 수행되는 분석 사례를 풍부하게 포함하여, 의학 및 보건학 통계 초보자들이 효과적으로 통계학 학습을 할 수 있도록 작성하였습니다.

교재의 구성은 크게 통계 이론과 알바트로스 소개를 다룬 서론, 데이터 셋과 변수 다루기, 통계분석, 예제로 나눌 수 있습니다. 본 교재는 기본편으로 기본 통계분석 방법인 모수적인 방법과 비모수적인 방법을 다루고 있습니다. 교재에 나온 통계분석을 모두 실습해 본 다음 실제 자료를 활용한 예제를 통해 분석 경험을 쌓는다면, 원하는 자료분석에 도움이 될 것으로 생각됩니다.

알바트로스의 접속 방법은 Albatross User's Forum (https://cms.pknu.ac.kr/albatross/view.do?no=11663)에 자세히 제시되어 있습니다. 알바트로스는 웹 기반 소프트웨어이므로 별도의 설치 파일 없이 사용자가 간편하게 업데이트 버전을 활용할 수 있는데 그 방법 역시 Albatross User's Forum에 수록하였습니다. 또한, 본 교재에서 적용한 실습 데이터와 코딩북은 [Material] 탭의 [Data-sets & Manual]에서 [Dowonload Albatross-data] 버튼을 클릭하면 바로 다운로드할 수 있으니 이를 참고하길 바랍니다.

마지막으로 본 교재를 감수하여 주신 단국의대 예방의학교실 하미나 교수님, 알바트로스의 개발자인 이영조 교수님, 부경대 통계학과 하일도 교수님과 단국대학교 출판부 성두현 팀장님께 감사의 말씀을 전합니다.

2022년 8월에
저자 장현아·최경화·노맹석

# 차례

## 04 Practice



## 05 부록

# 1 서론

## 1. 보건·의학에서 통계학의 필요성

통계학이란 자연과학이나 사회과학 전 분야에서 연구의 계획 단계부터 연구 디자인을 설계하고 대상을 선정하여 가설을 설정하고 자료의 수집, 분석, 해석과 정리 및 적용에 이르는 연구의 전반적인 과정에 걸쳐서 적용되는 과학적인 방법이며 학문이다.

최근에 의학 및 보건학 분야에서 통계학은 널리 보급되어 활용되고 있다. 보건학과 의학 분야는 석학의 이론이 지배적이었던 과거의 연구와 달리, 현재에는 근거 기반 연구가 그 중심이 되고 있다. 근거 기반의 학문은 데이터를 모아서 하나의 이론을 정립하는 것이다. 데이터, 즉 정보를 모으고 분석하여 해석하고 정리하는 연구방법은 통계학의 본질과 일맥상통한다고 볼 수 있겠다. 또한, 컴퓨터 및 인터넷의 발달, 보급과 더불어 통계소프트웨어가 사용자 친화적(user friendly)으로 변하면서 의학 및 보건학의 많은 분야에서 통계를 쉽게 활용할 수 있게 되었고 건강보험청구자료 등을 활용한 빅데이터 분석에 이르기까지 통계학의 활용 범위가 점점 확대되고 있다.

## 2. 통계 이론

### 1) 모집단과 표본

#### 가. 모집단과 모수

'모집단(Population)'이란 연구 대상이 되는 모든 개체의 집합이며, 모집단의 특성을 요약한 값이 '모수(Parameter)'이다. 예를 들어 연구 목적이 다음과 같을 때,

연구 목적: 2020년부터 2021년까지 한국의 월별 코로나 확진자 조사

| 연도 | 월 | 확진자 수 |
|---|---|---|
| 2020 | 1 | 11 |
| 2020 | 2 | 2,920 |
| 2020 | 3 | 6,855 |
| 2020 | 4 | 979 |
| 2020 | 5 | 703 |
| 2020 | 6 | 1,331 |
| 2020 | 7 | 1,506 |
| 2020 | 8 | 5,641 |
| 2020 | 9 | 3,865 |
| 2020 | 10 | 2,700 |
| 2020 | 11 | 7,688 |
| 2020 | 12 | 26,527 |
| 2021 | 1 | 17,471 |
| 2021 | 2 | 11,467 |
| 2021 | 3 | 13,415 |
| 2021 | 4 | 18,927 |
| 2021 | 5 | 18,331 |
| 2021 | 6 | 16,623 |

| 연도 | 월 | 확진자 수 |
|---|---|---|
| 2021 | 7 | 41,374 |
| 2021 | 8 | 53,077 |
| 2021 | 9 | 59,859 |
| 2021 | 10 | 53,421 |
| 2021 | 11 | 82,527 |
| 2021 | 12 | 183,605 |

(출처: 질병관리청)

모집단은 2020년부터 2021까지의 한국의 코로나 바이러스에 감염된 모든 환자이다.

### 나. 표본과 통계량

대한민국에서는 인플루엔자나 성매개감염병과 같이 국가의 관리가 필요하지만 모든 발생에 대한 보고가 어렵거나, 발생률은 높으나 중증도가 비교적 낮은 감염병을 표본 감시 대상으로 지정하고 표본 감시 체계에 따라 감염병 예방 및 관리가 이루어지고 있다. 표본 감시 체계란 지정된 일부 기관을 통하여 감염 자료를 수집하고 분석하여 활용하는 감염병 감시 체계이다. 만약 연구 목적이 다음과 같을 때,

연구 목적: 2020년부터 2021년까지 한국의 월별 해외유입기생충감염증 발생 현황 조사

| 연도 | 월 | 발생자 수 |
|---|---|---|
| 2020 | 1 | 2 |
| 2020 | 2 | 2 |
| 2020 | 3 | - |
| 2020 | 4 | 1 |
| 2020 | 5 | 2 |
| 2020 | 6 | 3 |
| 2020 | 7 | - |

| 연도 | 월 | 발생자 수 |
|---|---|---|
| 2020 | 8 | 3 |
| 2020 | 9 | 1 |
| 2020 | 10 | 1 |
| 2020 | 11 | - |
| 2020 | 12 | - |
| 2021 | 1 | 2 |
| 2021 | 2 | 1 |
| 2021 | 3 | 5 |
| 2021 | 4 | - |
| 2021 | 5 | - |
| 2021 | 6 | 1 |
| 2021 | 7 | - |
| 2021 | 8 | - |
| 2021 | 9 | 1 |
| 2021 | 10 | - |
| 2021 | 11 | - |
| 2021 | 12 | - |

(출처: 질병관리청)

모집단은 대한민국에서 발생하는 모든 해외유입기생충감염병이 될 것이다. 하지만 해외유입기생충감염병은 표본 감시 감염병 중 하나로 일부 지정 기관에서만 발생 건수가 집계된다. 이처럼 실제 조사의 대상이 되는 모집단이 아닌 일부를 '표본(Sample)'이라고 하며 표본을 통해 추정된 모집단의 모수를 '통계량(Statistic)'이라고 부른다.

### 다. 모수와 통계량의 관계

통계학의 목적은 표본으로부터 얻은 결과를 적용하여 모집단에 대해 추론하는 것이다. 따라서, 우리는 다양한 통계학적인 방법론을 활용하여 모수와 가장 가까운 통계량을 추정하여야 하며 올바른 통계 연구를 진행하기 위해서는 가장 먼저 연구 목적에 적합한 표본을 선택하는 것이 중요하다.

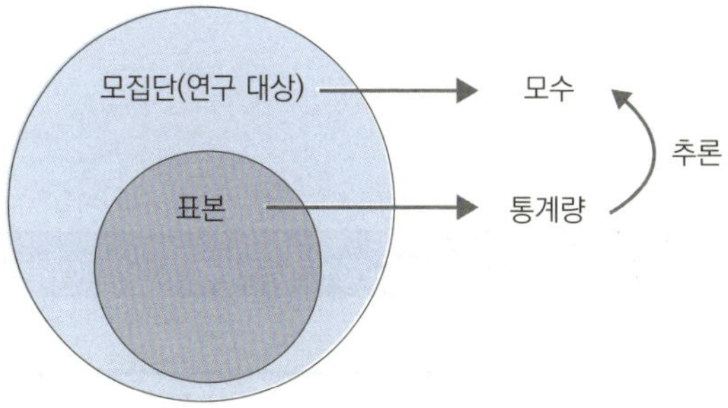


통계학의 목적

## 2) 변수의 분류

표본 선택과 더불어 모수와 가까운 통계량을 추정하기 위해서는 자료와 맞는 연구 방법을 선택하여야 한다. 연구의 방법은 연구 목적과 수집 자료에 따라 결정된다. 먼저, 자료를 구성하는 변수와 변수들의 속성에 대하여 살펴보자.

### 가. 변수와 척도

자료의 종류는 변수의 종류와 대응한다. '변수(Variable)'란 관심의 대상이 되는 특성으로 일반적으로 자료를 정리할 때 아래의 표와 같은 형태인 열로 기록된다. 아래의 표는 6개의 변수 ID, town_t(거주 지역), sex(성별), age(연령), ho_incm(소득 분위), edu(교육 수준)에 대하여 8명의 관찰 대상의 값이 행별로 기록되어 있다. 도시에 사는 58세 여성으로 대학을 졸업하고 중상위 수준의 소득을 가지고 있는 관찰 대상(ID=A938021302)에 대한 자료가 첫 행에 입력되어 있는 것을 확인할 수 있다. 가로의 한 줄 즉, 한 행은 한 사람의 자료이며, 세로의 한 줄 즉 한

열은 동일 변수의 값으로 구성되어 있다. 자료는 반드시 아래와 같은 형태로 기록되어야 분석이 가능하다. 컴퓨터는 사람과 달리 글자색을 다르게 하거나, 글자 모양을 다르게 표시한다고 하여 이를 다른 정보로 인식하지 않으므로 통계분석을 수행할 때는 반드시 본인이 컴퓨터와 같은 사고 방식을 가지고 자료를 입력하고 분석을 진행해야 한다.

| ID | town_t | sex | age | ho_incm | edu |
|---|---|---|---|---|---|
| A938021302 | 1 | 2 | 58 | 3 | 3 |
| A938022001 | 1 | 1 | 55 | 4 | 3 |
| A938022002 | 1 | 2 | 55 | 4 | 3 |
| A938022602 | 1 | 2 | 58 | 4 | 3 |
| A938023303 | 1 | 1 | 43 | 4 | 4 |
| A938023901 | 1 | 1 | 53 | 3 | 4 |
| A938023902 | 1 | 2 | 51 | 3 | 4 |
| A938024605 | 1 | 2 | 43 | 4 | NA |

(출처: 국민건강영양조사, 질병관리청)

변수는 크게 '범주형 변수(Categorical Variable)'와 연속형 변수(Continuous Variable)'로 구분된다. 변수를 측정하는 방법은 다양하다. 예를 들어, 연령은 1세, 2세와 같이 연령별로 측정되거나 0~7세, 8~13세와 같이 그룹으로 측정될 수 있다. 이처럼 일정한 규칙을 적용하여 조사된 변수의 값을 숫자로 나타낼 수 있게 바꾸는 도구를 '척도(Scale)'라고 한다. 범주형 변수는 명목형과 순서형 척도로, 연속형 변수는 간격 또는 비 척도를 활용한다.

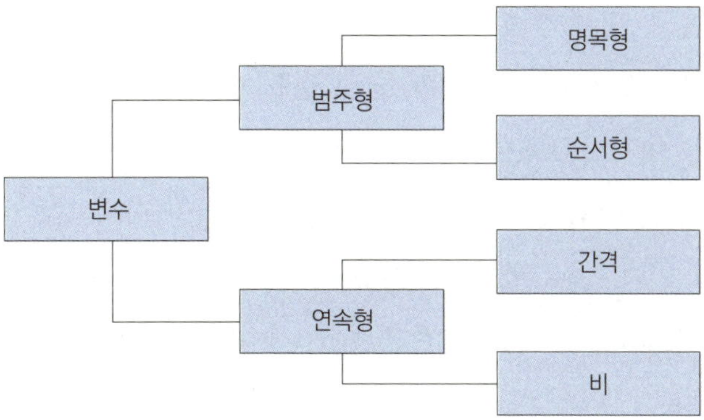


## 나. 범주형 변수 - 명목척도와 순서척도

'범주형 변수(Categorical Variable)'의 변수의 값 자체는 구분을 위한 기호로서의 의미만 지니는 변수이므로 사칙 연산을 시행할 수 없다.

범주형 변수를 구분할 때 단순하게 범주 구분만 하며 그 순서가 의미가 없는 명목형 척도를 사용한 변수를 '명목형 변수'라고 한다. 남성을 1, 여성을 2로 표기했을 경우, 1과 2는 성별을 구분하는 역할에 지나지 않는다. 1+2는 남성+여성을 의미하므로 사칙연산이 가능하지 않다. 혈액형(A, B, O, AB), 암의 종류(대장암, 위암, 폐암 등)와 같은 변수들이 있다.

반면, 범주의 구분과 함께 순서가 부여된 순서척도를 사용한 변수는 '순서형 변수'라 한다. 학점을 A, B, C, D, F로 구분할 경우 A 〉 B 〉 C 〉 D 〉 F 순서로 높은 학점을 의미한다. 따라서 각 학점을 A=1, B=2. C=3, D=4, F=5 혹은 A=3, B=2, C=1, F=0과 같이 표기할 수 있으나 A=5, B=3, C=1, D=0, F=4와 같이 순서 정보를 무시하는 측정의 표기는 분석에 혼란을 야기할 수 있어 주의하여야 한다.

## 다. 연속형 변수 - 간격척도와 비 척도

'연속형 변수(Continuous Variable)'는 변수의 값이 양적인 의미를 지니는 변수를 말한다. 값 자체가 의미를 지니고 있으며 사칙연산이 가능하다.

0이 상대적인 의미를 지닐 경우를 '간격척도'라 하며, 0이 절대적인 의미를 가진 경우를 '비 척도'로 구분한다. 예를 들어, 온도는 뜨겁고 차가움의 정도를 숫자로 측정한 값이다. 여기서 0도(0℃)는 물 분자가 정지 상태에 있음을 의미하는 상대적인 의미를 지니고 있다. 온도를 측정하는 다른 단위인 화씨 혹은 켈빈의 0은 다른 의미를 지니고 있다. 연속형 변수로서 간격척도는 덧셈과 뺄셈이 가능하나 곱셈과 나눗셈은 불가능하다. 10℃와 20℃는 10℃ 차이가 있으나 2배 뜨겁다고 말할 수 없는 것과 같다.

반면, 체중과 같이 0이 절대적인 의미를 가진 연속형 변수를 '비 척도 변수'라고 한다. 자연에서 관측되어 측정된 변수의 대부분이 비 척도 변수이다. 비 척도 변수는 모든 사칙연산이 가능하다. 예를 들어, 1kg과 10kg은 9kg 차이가 나며 10배 무겁다고 이야기할 수 있다.

| 구분 | 척도 | 예시 | 사칙연산 | 0의 의미 |
|---|---|---|---|---|
| 범주형 변수 | 명목척도 | 성별(남성,여성),<br>혈액형(A,B,O,AB),<br>암(대장암,위암 등) | 불가능 | 없음 |
| | 순서척도 | 학점(A,B,C,D,F),<br>등수(1등, 2등, 3등 ...)<br>암 병기(1기, 2기, 3기) | 불가능 | 없음 |
| 연속형 변수 | 간격척도 | 온도, 물가지수 | +, - | 상대 |
| | 비 척도 | 체중, 길이, 거리, 나이 | +, -, ×, ÷ | 절대 |

### 3) 자료의 요약

연구의 분석 방법을 디자인하기 위해서는 가장 먼저, 수집된 자료가 지닌 정보의 형태를 파악하여야 한다. 자료를 정리하고 요약함으로써 자료가 가진 정보를 살펴볼 수 있다. 이를 기술통계학(Descriptive statistics)이라 하며 자료(변수)의 속성에 따라 서로 다른 통계 방법이 활용된다.

## 가. 범주형 변수의 요약

범주형 변수를 하나의 표와 그래프로 요약하면 시각적으로 쉽게 자료를 파악할 수 있다.

### ① 표를 활용한 범주형 변수의 요약

각 범주에 대하여 자료의 수와 비율 등을 정리한 표를 도수(빈도)분포표라고 한다. 아래의 표는 2022년 2월 15일 00시 기준 코로나바이러스감염증-19 확진자 중 해외 유입 환자에 대한 유입 국가별 환자 현황을 나타낸 것이다. 2022년 2월 15일 00시 기준 신규 해외 유입 확진자는 165명, 누적 확진자 수는 27,493명이며, 중국 외 아시아 국가에서 유입된 경우가 47.6%로 가장 높았다.

해외 유입 환자 현황(2.15 00시 기준)

| 구분 | | 신규 | 누계 | (비율) |
|---|---|---|---|---|
| 합계 | | 165 | 27,493 | |
| 유입국가 | 중국 | 3 | 256 | (0.9%) |
| | 중국 외 아시아 | 83 | 13,073 | (47.6%) |
| | 유럽 | 29 | 3,991 | (14.5%) |
| | 미주 | 38 | 8,416 | (30.6%) |
| | 아프리카 | 6 | 1,518 | (5.5%) |
| | 호주 | 6 | 239 | (0.9%) |

(출처: 코로나바이러스감염증-19, 질병관리청)

### ② 그래프를 활용한 범주형 변수의 요약

**원형 그래프**

원형 그래프(Pie chart)는 각 범주가 전체에서 차지하는 비율을 원의 면적으로 나타낸 그래프이다. 아래 그래프는 대한민국의 2022년 2월 15일 00시 기준 지역별 코로나바이러스감염증-19 확진 환자의 비율을 파이 차트로 나타낸 것으로 한눈에 각 지역에서 발생한 환자의 수와 그 비율을 비교할 수 있다.

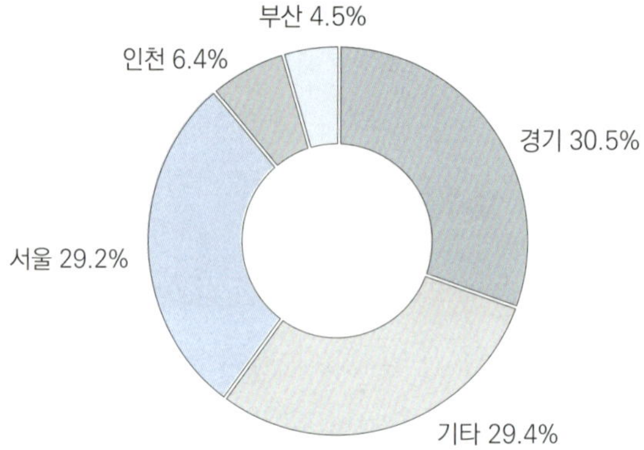


확진 환자 지역별 비율(2.11 00시 기준)
(출처: 코로나바이러스감염증-19, 질병관리청)

**막대 그래프**

각 범주의 수를 막대로 나타낸 그래프가 막대 그래프(Bar plot)이다. 막대 그래프의 높이는 각 범주의 도수(빈도)를 의미한다. 아래의 그래프는 대한민국의 날짜별 코로나바이러스감염증-19 확진자 수를 나타낸 막대 그래프이다. 날짜별로 증감을 확인할 수 있다.

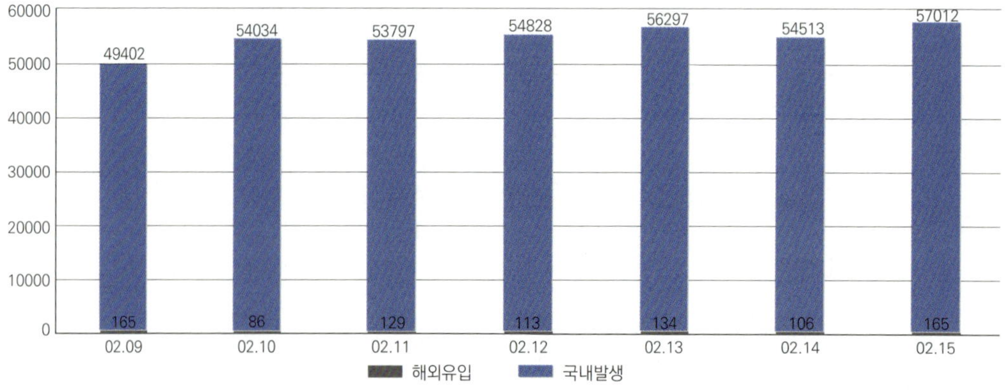


감염경로 구분에 따른 확진자 현황
(출처: 코로나바이러스감염증-19, 질병관리청)

## 나. 연속형 변수의 요약

### ① 표를 활용한 연속형 변수의 요약

연속형 변수도 도수(빈도)분포표를 작성할 수 있다. 연속형 변수를 집단화하여 몇 개의 그룹으로 나누어 각 그룹에 속하는 자료의 수를 도수로 표현하여 작성한다. 계급을 나누는 기준은 연구의 목적에 따라 분석자가 임의로 설정이 가능하지만, 의학 및 보건학 분야에서는 정상과 비정상으로 구분하거나 연령은 5세(0~4세, 5~9세 등) 혹은 10세 간격(0~9세, 10~19세 등)으로 나누는 것이 통상적이다. 다음은 2018년도 국민건강영양조사 응답자들의 키를 13개 그룹으로 설정한 도수분포표이다.

| 키(cm) 그룹 | 도수 |
|---|---|
| 72.5 ~ 80 | 25 |
| 81 ~ 90 | 80 |
| 91 ~ 100 | 96 |
| 101 ~ 110 | 121 |
| 111 ~ 120 | 125 |
| 121 ~ 130 | 151 |
| 131 ~ 140 | 170 |
| 141 ~ 150 | 595 |
| 151 ~ 160 | 2084 |
| 161 ~ 170 | 2403 |
| 171 ~ 180 | 1492 |
| 181 ~ 190 | 247 |
| 191 ~ 195 | 4 |
| 합계 | 7,593 |

대부분의 응답자들의 키는 151~180cm 사이의 그룹에 속해 있는 것으로 나타났다. 연구 목적 혹은 비교를 위하여 150cm 이하의 그룹은 하나의 그룹으로 묶는

등 양 끝단에 있는 몇 개의 그룹들을 합쳐서 나타낼 수도 있다.

### ② 수치를 활용한 연속형 변수의 요약

연속형 변수는 '대푯값'과 '산포도'의 객관적인 수치를 활용하여 요약할 수 있다. '대푯값'이란 자료의 분포를 하나의 값으로 나타내는 대표적인 값으로 자료의 중심에 대한 측도이며 대표적으로 평균, 중앙값이 있다. 만약, 자료가 좌우대칭인 분포를 가질 경우 대푯값으로 평균(mean)이 사용될 수 있으며, 한쪽으로 치우친 분포를 가질 경우에는 중앙값(median)으로 요약하는 것이 의미가 있다. 중앙값은 자료를 크기 순서대로 나열한 다음, 중앙에 위치한 값을 의미하는데, 표본의 수가 홀수인 경우 중앙값보다 작은 수의 개수와 큰 수의 개수가 동일하다. 표본의 수가 짝수인 경우에는 중앙에 위치한 두 수의 평균이 중앙값이 된다. 최빈값은 가장 자주 관측되는 값을 의미한다.

'산포도'는 자료가 중심으로부터 얼마나 퍼져 있는지를 나타내는 지표로 변동성 척도이다. 자료가 대푯값을 중심으로 모여 있으면 값이 작고, 흩어져 있을수록 값이 커진다. 대표적으로 범위, 분산, 표준편차 등을 활용한다. 평균과 함께 쓰이는 산포도는 분산이 아닌 표준편차이다. 분산은 관측값과 평균과의 차이를 제곱한 값의 합을 표본수로 나눠준 값인데, 제곱을 취함으로 인해 단위도 제곱이 되어 평균과 함께 쓰일 경우 해석에 혼란을 야기할 수 있다. 따라서, 대푯값과 산포도의 단위를 맞추기 위해, 분산의 양의 제곱근인 표준편차를 평균과 함께 사용하게 된다. 사분위수는 중앙값과 비슷한 개념으로 자료를 크기 순서대로 나열한 다음, 자료의 개수를 사등분하여 첫 번째 위치한 값을 1사분위수, 두 번째 위치한 값을 2사분위수(중앙값), 세 번째 위치한 값을 3사분위수, 네 번째 위치한 값을 4사분위수(최댓값)라 한다.

| | 대푯값 | 산포도 |
|---|---|---|
| 평균을 중심으로 좌우대칭 | 평균 | 표준편차 |
| 평균을 중심으로 대칭이 아님 | 중앙값, 최빈값 | 사분위수, 범위 |

### ③ 그래프를 활용한 연속형 변수의 요약

**히스토그램**

도수(빈도)분포표를 활용하여 가로축에는 그룹의 값을, 세로축에는 각 그룹의 도수 혹은 상대도수로 하여 작성된 그림을 히스토그램(Histogram)이라 한다. 막대그래프와 히스토그램은 둘 다 막대 모양 그래프이므로 혼동할 수 있는데, 막대 그래프는 X축이 범주형인 반면, 히스토그램은 X축이 연속형이다. 2018년도 국민건강영양조사 응답자들의 키를 히스토그램으로 나타내면 다음과 같다.

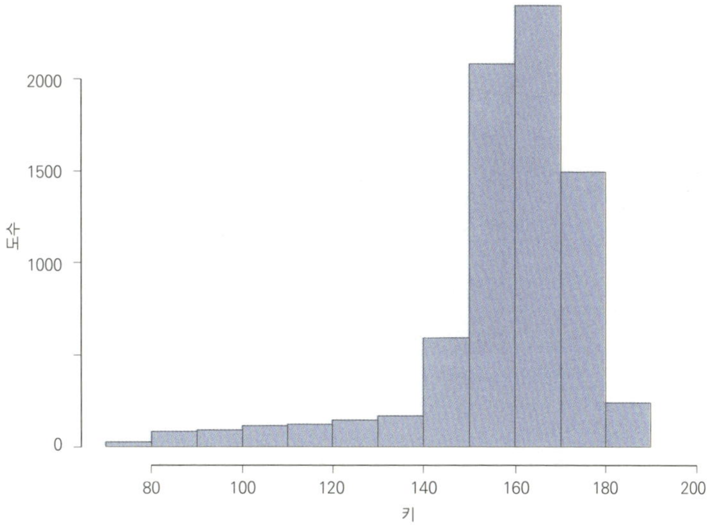


히스토그램

(자료원: 국민건강영양조사, 질병관리청)

응답자들의 대부분이 150~180cm에 속한 것으로 보인다. 150cm 이하의 그룹을 묶음으로써 비교해 볼 수도 있다. 이처럼 히스토그램은 연속형 자료의 분포를 파악하는 데 유용한 도구로 자주 활용된다. 단, 히스토그램은 도수분포표를 기반으로 작성되기 때문에 도수분포표의 작성에 따라 다르게 해석될 수 있으며 요약된 표의 정보만을 사용하므로 원자료가 가진 정보의 손실이 뒤따르게 된다.

### 줄기-잎 그래프

줄기-잎 그래프(Stem-and-leaf plot)는 자료의 수가 적은 상황에서 원자료를 이용하여 자료의 분포를 파악하는 방법이다. 요약된 정보를 사용하지 않으므로 정보의 손실 없이 히스토그램의 효과를 얻을 수 있다. 작성 방법은 다음과 같다. 히스토그램의 계급 구간과 같은 줄기 부분을 결정하고 나머지를 잎으로 결정한다. 줄기를 그리고 크기 순으로 잎을 나열하면 줄기-잎 그래프를 작성할 수 있다. 아래는 2018년도 국민건강영양조사 응답자 중 랜덤하게 선택된 20명의 키를 줄기-잎 그래프로 나타낸 그림이다. 줄기는 100과 10의 자리로 하였으며 잎은 1의 자리로 설정하였다.

```
14 | 2
15 | 15667799
16 | 12224778
17 | 059
```

(자료원: 국민건강영양조사, 질병관리청)

줄기-잎 그래프를 통해 추출된 20명의 키는 142, 151, 155, 156, 156, 157, 157, 159, 159, 161, 162, 162, 162, 164, 167, 167, 168, 170, 175, 179였으며, 150~160에 다수 분포하고 있었다.

## 상자그림

상자그림(Box plot)은 자료의 중심 위치와 퍼진 정도를 파악하며 나아가 분포의 대칭성, 이상점 등을 확인할 수 있는 그래프이다. 중앙값을 중심으로 사분위수와 사분위범위가 고려된 최대-최솟값이 활용된다. 먼저, 제1사분위수와 제3사분위수의 상자를 작성한다. 상자 내부에는 제2사분위수(중앙값)를 선으로 나타낸다. 다음으로 사분위범위(제3사분위수-제1사분위수)×1.5 안에 존재하는 최댓값과 최솟값을 표시한다. 마지막으로, 사분위수범위×1.5를 벗어나는 값인 이상값은 * 표시한다.

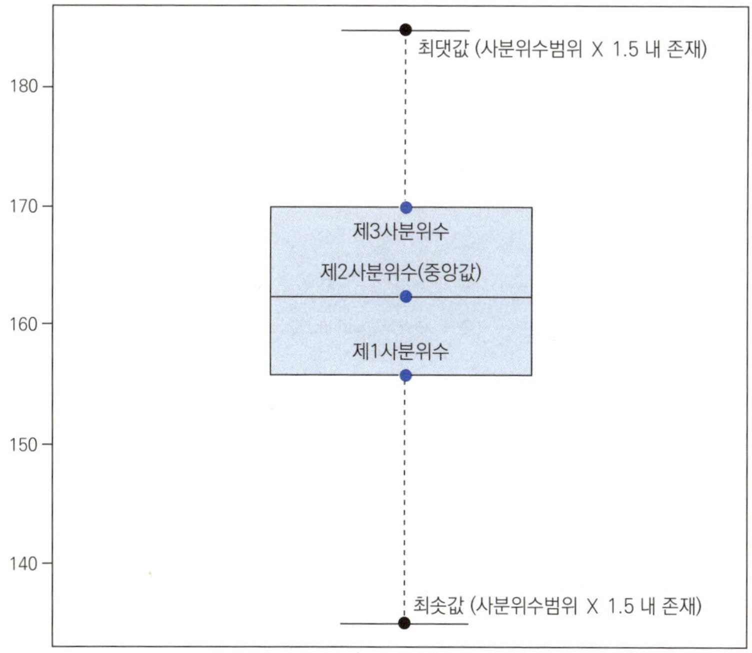


(자료원: 국민건강영양조사, 질병관리청)

상자는 자료의 퍼진 정도를 나타낸다. 자료가 고르게 분포하고 있다면 긴 상자가 그려질 것이고, 밀집된 자료인 경우 상자의 길이는 작아질 것이다.

**꺾은 선 그래프**

시간에 따른 변수 값의 흐름을 나타내고 싶다면 꺾은 선 그래프를 활용하는 것이 좋다. 아래 그림은 대한민국의 날짜별 COVID-19 검사자 수를 그래프로 표현한 것이다.

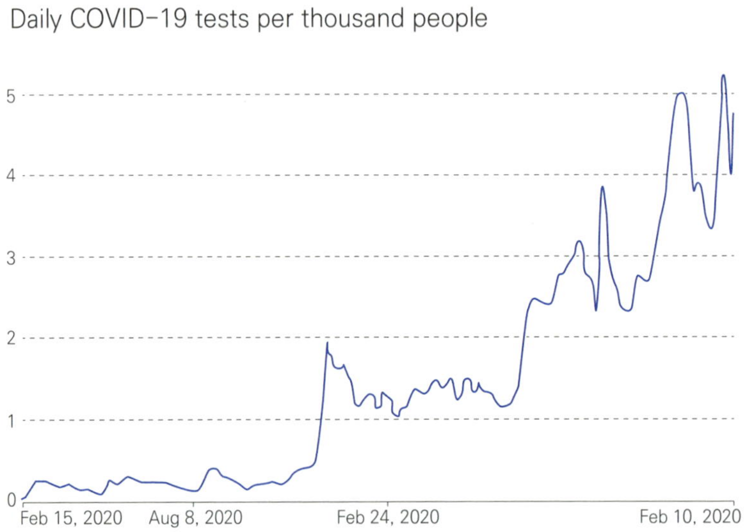


(출처: Our World in Data)

## 4) 정규분포와 중심극한정리

### 가. 확률변수와 확률분포

통계학에서 확률변수(Random variable)와 확률분포(Probability Distribution)의 개념은 필수적이다. 사회 혹은 자연의 현상은 불확실성을 지니고 있어 예측이 어렵다. 이처럼 관측 전까지 결과는 알 수 없으나 예측 가능한 실험을 통계적 실험이라 하며, 가능한 결과들의 집합을 표본공간이라고 한다. 여기서, '확률변수'란 표본공간에서 정의된 실수 함수이다. 예를 들어, 2개의 동전을 던지는 실험을 한다고 하자. 이 실험의 표본공간은 다음과 같으며 함수로서 확률변수 X는 다음과 같이 정의하자.

표본공간 = { 앞앞, 앞뒤, 뒤앞, 뒤뒤 }
X: 앞면의 수
이 때, 확률변수 X는 다음과 같은 값을 가진다.

| 표본공간 | 앞앞 | 앞뒤 | 뒤앞 | 뒤뒤 |
|---|---|---|---|---|
| X | 2 | 1 | 1 | 0 |

표본공간의 값을 숫자로 바꾼 함수가 '확률변수'였다면, 확률변수가 가질 수 있는 값에 대해 확률을 표시한 것을 '확률분포'라고 한다. 앞선 예시의 확률분포는 다음과 같다.

| 확률변수 X | 0 | 1 | 2 |
|---|---|---|---|
| X의 확률분포 | 1/4 | 2/4 | 1/4 |

확률변수의 속성에 따라 확률분포의 형태도 다르다. 예시와 같이 확률변수 X가 범주형 변수인 경우 확률분포는 표로 나타낼 수 있다. 반면, 확률변수가 연속형 변수인 경우 표로 나타내기 어렵기 때문에 일반적으로 함수 형태로 제시된다.

### 나. 정규분포

정규분포(Normal Distribution)란 가우스가 실험에서 발생하는 측정 오차를 설명하기 위해 적용한 분포로 가우스분포(Gaussian distribution)라고도 하는데,

모든 학문에서 근사모형으로 사용되는 가장 대표적인 연속형 확률분포이다. 확률변수 $X$가 평균이 $\mu$이고 표준편차가 $\sigma$인 정규분포를 따른다면 $X \sim N(\mu, \sigma^2)$으로 나타내며 함수는 다음과 같다.

$$f(x) = \frac{1}{\sqrt{2\pi\sigma^2}} \exp(-\frac{1}{2\sigma^2}(x-\mu)^2), \quad -\infty < x < \infty$$

정규분포는 평균을 중심으로 값들이 몰려 있으며 평균을 중심으로 좌우 대칭인 종 모양의 형태를 가지며 평균에 따라서 중심 위치가 분산에 따라서 퍼진 정도가 달라진다. 분산이 작을수록 평균 근처에 더 많은 관측치가 관찰된다. 아래 그림은 평균과 분산에 따른 정규분포 그림이다.

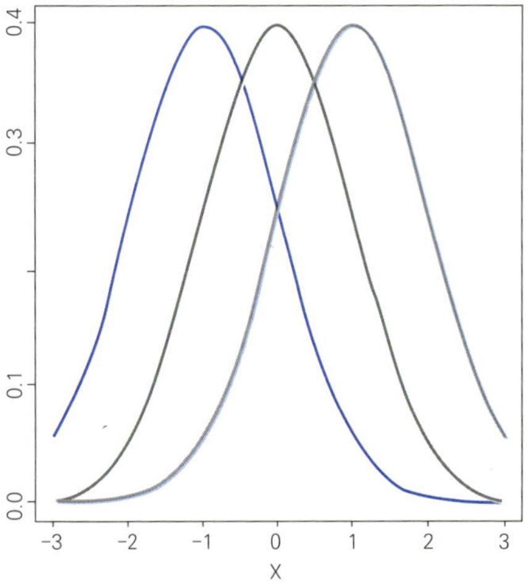


평균 변화에 따른 정규분포

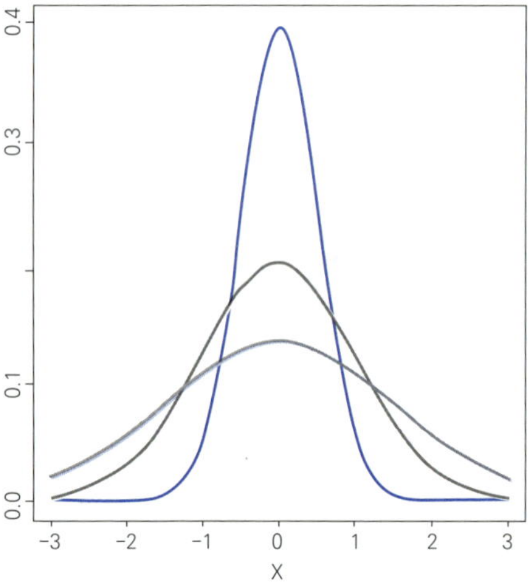


분산 변화에 따른 정규분포

### 다. 중심극한정리

'중심극한정리(Central Limit Theorem, CLT)'란 평균이 $\mu$이고 분산이 $\sigma^2$인 모집단에서 표본을 추출했을 경우, 표본의 크기가 크다면 모집단의 형태와 관계없이 분포는 평균이 $\mu$이고 분산이 $\frac{\sigma^2}{n}$인 정규분포를 따른다는 것이다. 일반적으로 큰 표본은 그 수를 30으로 본다.

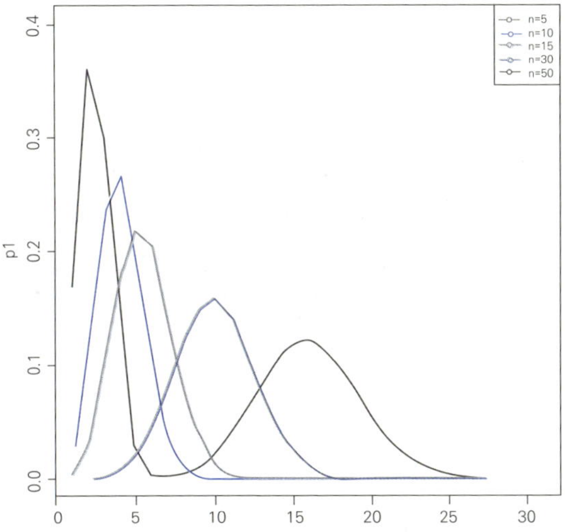


중심극한정리 예시

중심극한정리를 활용하면 표본의 수가 큰 경우 정규성을 가정하여 통계분석을 진행할 수 있다.

### 5) 점추정과 구간추정

표본으로부터 모집단에 대한 결과를 이끌어 내는 과정을 통계적 추론(Statistical Inference) 과정이라 한다. 통계적 추론 과정은 표본으로부터 모집단의 특성을 나타내는 값인 모수를 구하는 추정(Estimation)과 모집단의 특성과 관련한 가설 혹은 주장이 통계적으로 옳은지 아닌지 판단하는 가설검정(Testing of Hypothesis)으로 구분된다. 먼저 추정, 다음으로 가설검정에 대해 살펴보자.

### 가. 점추정과 구간추정

앞서 모집단의 특성을 나타내는 값인 모수를 구하는 것은 추정(Estimation)으로 소개했다. 하나의 값으로 추정하는 것을 점추정(Point estimation)이라고 하며, 구간의 형태로 추정하는 것을 구간추정(Interval estimation)이라 한다. 점추정은 일반인에게 익숙한 추정 방법이다. 일반적으로 활용하는 점추정 방법으로 모집단의 평균은 표본의 평균으로, 모집단의 비율은 표본 비율로 추정할 수 있다.

| 모수 (parameter) | 추정치 (estimate) |
|---|---|
| 모평균 | 표본 평균 |
| 모비율 | 표본 비율 |

점추정의 가장 큰 단점은 미지의 모수를 단 하나의 값으로 추정하는 데 있다. 점 추정값은 표본 추출 방법, 표본의 수, 모수의 추정 방법 등에 따라 달라질 수 있다. 예를 들어 전체 유권자들의 정당 지지도를 추정하려고 할 때, 표본이 20대 위주로 이루어질 경우와 50대로 이루어진 경우의 결과값은 크게 차이가 날 것이다. 이러한 이유로 모수를 포함하는 구간을 제시하는 구간추정을 선호한다.

구간추정은 추정량의 분포를 이용하여 모수가 포함되는 구간을 제시한다. 이때 그 구간을 신뢰구간(Confidence Interval)이라 부른다. 신뢰구간의 길이는 신뢰수준 $100\times(1-\alpha)\%$에 따라 달라진다.

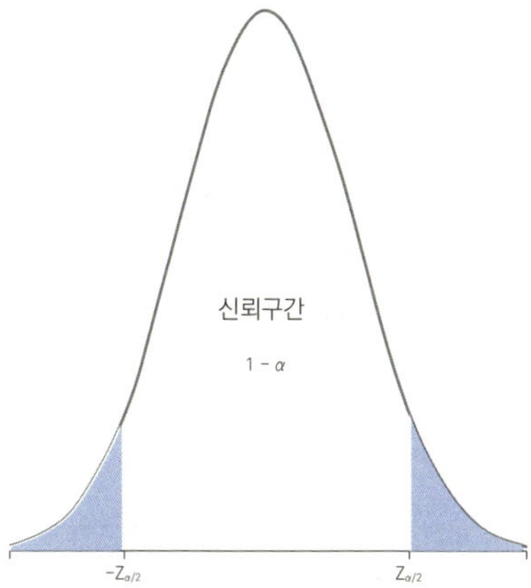


모평균 $\mu$의 $100\times(1-\alpha)\%$ 신뢰구간은 다음과 같이 구할 수 있다.

$$\bar{x}-z_{\alpha/2}\frac{\sigma}{\sqrt{n}}\leq\mu\leq\bar{x}+z_{\alpha/2}\frac{\sigma}{\sqrt{n}}$$

### 나. 신뢰구간의 폭

신뢰구간은 신뢰수준, 모표준편차, 표본의 크기에 따라 그 폭이 달라진다.

- 표본의 크기가 일정한 경우, 신뢰수준이 클수록 신뢰구간의 폭은 증가
- 신뢰수준이 일정한 경우, 표본의 크기가 클수록 구간의 폭은 감소

신뢰성을 높이기 위해서는 신뢰구간의 폭을 넓게 추정하면 된다. 하지만, 신뢰구간의 폭이 넓어질수록 모수에 대한 정보를 감소시켜 추정으로서의 의미를 잃게 된다. 따라서 적절한 신뢰수준의 설정이 필요하며, 일반적으로 95% 신뢰수준을 활용한다.

### 다. 구간추정의 해석 - 신뢰구간의 의미

$100\times(1-\alpha)\%$ 신뢰구간은 반복적으로 신뢰구간을 추정할 때 $100\times(1-\alpha)$개의 신뢰구간이 모수를 포함하고 있다는 것을 의미한다. 예를 들어, $\mu$의 95% 신뢰구간이란 100번 신뢰구간을 산출하였을 때 95개의 신뢰구간은 모수 $\mu$를 포함하고 있다는 뜻이다.

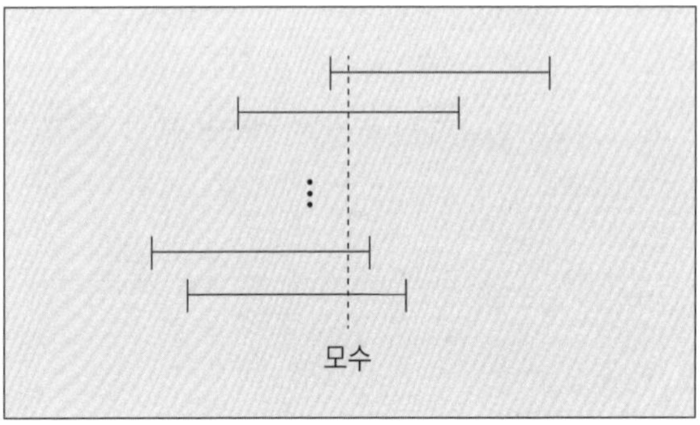


## 6) 통계적 가설과 검정

### 가. 통계적 가설

대부분의 연구 목적은 기존 사실에 대하여 연구자가 제시한 가설이 통계적으로 의미가 있는지를 알고자 한다. 우리는 통계적 가설검정을 통하여 모수에 대한 여러 가지 가설들이 통계적으로 적합한지 판단할 수 있다. 이러한 가설검정을 수행하기 위해서는 두 가지의 가설인 귀무가설(Null hypothesis, $H_0$)과 대립가설(Alternative hypothesis, $H_1$)을 설정하여야 한다. 귀무가설은 일반적으로 알려진 사실 또는 주장이다. 대립가설은 연구자가 제시하는 새로운 주장이다.

가설은 다음과 같이 표현한다.

귀무가설: 모수를 특정한 값으로 표현

대립가설: 귀무가설의 값이 아닌 영역으로 표현

모평균을 예시로 가설을 나타내면 다음과 같다.

$$H_0 : \mu = \mu_0 \quad \text{vs} \quad H_1 : not\ H_0$$

### 나. 양측검정과 단측검정

대립가설은 형태에 따라 양측검정(two-sided test)과 단측검정(one-sided test)으로 구분할 수 있다.

| 양측검정 | 단측검정 |
|---|---|
| $H_1 : \mu \neq \mu_0$ | $H_1 : \mu > \mu_0$ 또는 $H_1 : \mu < \mu_0$ |

### 다. 통계적 검정

가설검정은 귀무가설이 사실이라는 가정에서 시작한다. 연구자는 표본의 정보를 이용하여 귀무가설을 기각할 수 있는 증거를 찾아 새로운 가설인 대립가설을 채택하여야 한다. 가설검정을 진행하기 위해서는 표본으로부터 추정된 검정통계량, 귀무가설 하에서의 분포와 유의수준을 설정하여야 한다.

표본으로부터 추정된 검정통계량이 귀무가설 하에서의 분포의 유의수준($\alpha$) 범위에 포함된다면 귀무가설을 기각한다. 여기서, 귀무가설을 기각하는 유의수준 범위를 기각역이라고 부른다. 대립가설 형태에 따른 기각역은 다음 그림과 같다. 푸르게 칠해진 영역이 기각역이다.

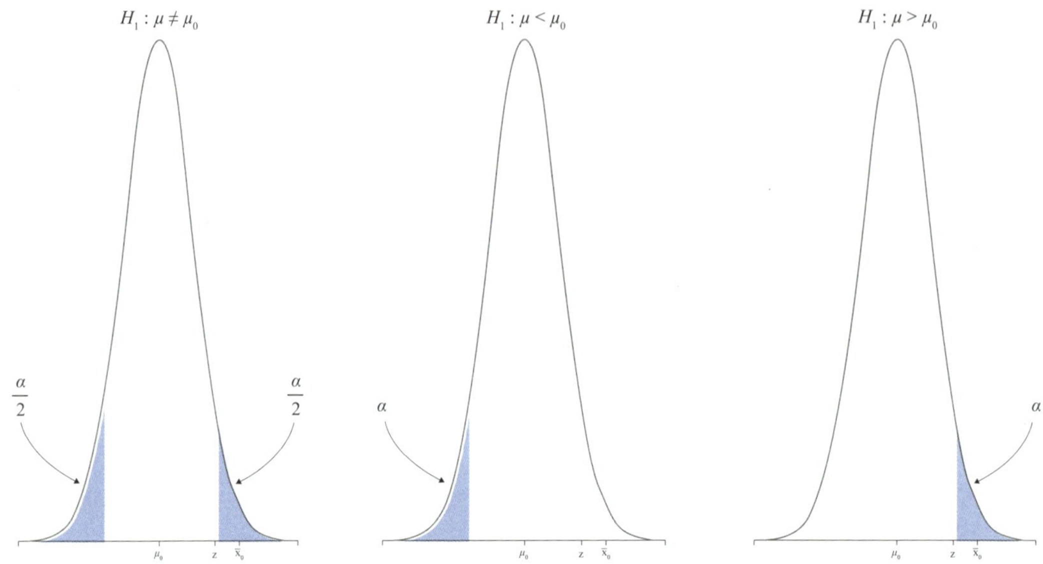


양측검정　　　　　　　　단측검정

표본으로부터 관측된 값이 유의수준에 포함된다는 말은 귀무가설 하에서는 나타나기 어려운 값이라고 이야기할 수 있다. 이는 통계적으로 기존의 가설이 아닌 새로운 가설을 뒷받침할만한 근거가 있다고 보며 귀무가설을 기각하고 대립가설을 채택하게 되는 것이다.

### 라. 유의수준과 유의확률

가설검정 과정에서 귀무가설의 기각 여부는 유의수준($\alpha$)을 그 판단 기준으로 한다. 유의수준은 귀무가설이 옳을 때, 귀무가설을 기각하고 대립가설을 채택하게 되는 확률을 의미한다. 유의수준은 신뢰구간의 폭과 기각역을 결정하는 값이다. 전체 100% 신뢰구간에서 유의수준 $\alpha \times 100\%$를 제외하면 신뢰구간이 된다. 예를 들어, 유의수준 5%의 신뢰구간은 95%이다. 따라서, 유의수준이 커지면 신뢰구간은 감소하며, 유의수준이 작아지면 신뢰구간은 커진다. 유의수준이 클수록 기각역이 넓어지며 가설을 기각할 확률이 증가할 것이다. 반면, 유의수준이 작아질수록 기각역이

좁아지며 보수적으로 검정하게 된다. 따라서, 유의수준은 검정의 결과를 신뢰하는 수치로서 검정의 객관성을 의미한다. 일반적으로 유의수준 0.05를 활용하여 가설 검정을 수행한다.

통계적 유의성을 판단하는 또 다른 기준이 유의확률(p-value)이다. 유의확률은 표본에서 얻어진 검정통계량이 귀무가설을 기각하고 대립가설을 채택할 수 있게 되는 가장 작은 유의수준을 의미한다. 아래 그림의 분포가 귀무가설에서의 분포라고 할 때, 유의확률은 관측된 통계량의 위치가 점선일 때 대립가설에 따른 유의확률(p-value)은 칠해진 영역과 같다. 양측검정의 경우 양방향 중 더 작은 영역의 값의 2배가 된다.

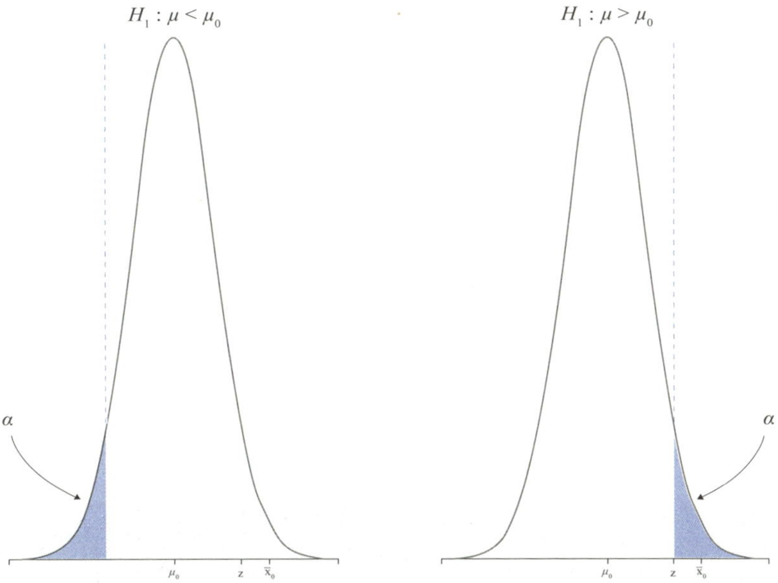

귀무가설 하에서의 분포

### 마. 1종 오류와 2종 오류

통계적 검정에는 두가지 오류가 존재한다. 귀무가설이 사실이지만 귀무가설을 기각하는 제1종오류(Type I error, $\alpha$)와 귀무가설이 거짓이지만 귀무가설을 채택한 경우인 제2종오류(Type II error, $\beta$)가 있다. 여기서 $\alpha$는 제1종오류를 범할 확률, $\beta$는 제2종오류를 범할 확률, 그리고 1-$\beta$는 대립가설이 참일 때, 대립가설을 채택할 확률이며 이를 검정력(power)이라고 한다.

| 실제 / 검정 결과 | 귀무가설이 참인 경우 | 대립가설이 참인 경우 |
|---|---|---|
| 귀무가설 기각 못함 | 옳은 결정($1-\alpha$) | 제2종 오류($\beta$) |
| 귀무가설 기각함 | 제1종 오류($\alpha$) | 옳은 결정(1-$\beta$) |

두 종류의 오류는 시소효과(trade-off)로 인해 동시에 감소시킬 수 없다. 따라서, 특정 유의수준 $\alpha$에 대하여 검정력(1-$\beta$)을 크게 만드는 검정 방법을 선택하는 것이 좋다.

### 7) 통계분석

이제 자료의 속성과 형태를 고려하여 연구 목적에 맞는 통계분석 방법을 설정하여야 한다. 다음은 연구 가설에 따른 대표적인 통계분석 방법을 정리한 표이다. 알바트로스에서 각 방법에 대한 매뉴얼은 제3장 기본 통계분석에서 다루고 있다.

| 구분 | 가설 | 통계분석 방법(3장) | | | |
|---|---|---|---|---|---|
| | | 모수적 방법 | | 비모수적 방법 | |
| | | 방법 | 매뉴얼 | 방법 | 매뉴얼 |
| 그룹간 비교 | 그룹간 비율 비교 | chi-square test | 2절 1항 | Fisher's exact test와 | 2절 2항 |
| | 짝지은 그룹간 비율 비교 | | | McNemar's test | 2절 3항 |
| | 독립적인 두 집단의 평균 비교 | t-test | 3절 2항 | Wilcoxon test | 3절 3항 |

| 구분 | 가설 | 통계분석 방법(3장) | | | |
|---|---|---|---|---|---|
| | | 모수적 방법 | | 비모수적 방법 | |
| | | 방법 | 매뉴얼 | 방법 | 매뉴얼 |
| | 짝지은 두 집단의 평균 비교 | Paired t-test | 3절 4항 | Paired-samples Wilcoxon test | 3절 5항 |
| | 독립적인 세 집단 이상의 평균 비교 | ANOVA | 3절 6항 | Kruskal-Wallis test | 3절 7항 |
| 관련성 | 두 변수간의 상관성 -시간적 선후 관계 없음 | Pearson's correlation analysis | 4절 1항 | Spearman's correlation analysis | 4절 2항 |
| | 독립변수(X)와 연속형 종속변수(Y) 사이의 관련성 -시간적 선후 관계 필요함 | 회귀분석 | 5절 | | |
| | 독립변수(X)와 이분형 종속변수(Y) 사이의 관련성 | 로지스틱 회귀분석 | 6절 | | |
| | 독립변수(X)와 이분형 종속변수(Y) 사이의 관련성 -사건 발생 시간 고려 | 생존분석 | 7절 | | |

## 3. R과 알바트로스 소개

### 1) R의 소개

R은 Bell Laboratories(과거 AT&T, 현재 Lucent Technologies)에서 John Chambers와 그의 팀원들이 개발한 통계 소프트웨어이다. R은 통계 계산과 그래픽을 위한 언어로서 무료로 배포되는 오픈 소스 프로그램으로 UNIX계열 플랫폼인 MS window, mac os 및 linux에서 이용이 가능하다. R은 고전 통계부터 선형 및 비선형 모델링, 시계열, 머신러닝·딥러닝까지 다양한 통계적 모델링이 가능하며 그래픽 처리에도 강점을 지니고 있다. 특히 R은 오픈 소스로 사용자들이 만든 다양한 함수들이 쉽게 배포되어 확장성이 뛰어나며 R을 위한 IDE인 RStudio의 개발로 인하여 누구나 쉽게 프로그래밍이 가능하다. R은 산업, 경영·경제, 의학·보건 분야 등 통계분석을 요구하는 다양한 분야에서 활발하게 사용되고 있으며 현재 배포된 R 최신 버전은 4.1.2이고 사용 가능한 패키지는 2022년 1월 20일 기준 18,763개이다.

### 2) R의 연산자

#### 가. 변수의 유형

기본적으로 사용하는 변수의 유형은 character(문자형), numeric(숫자형), integer(정수형), logical(논리형), complex(복소수형) 등이 있다.

| 변수 유형 | | 설명 | 예시 |
|---|---|---|---|
| character | 문자형 | 문자 형태의 변수 | "a", "문자" |
| numeric | 숫자형 | 숫자 형태의 변수 | 2, 15.5, -1.6852 |
| integer | 정수형 | 정수 형태의 변수 | 2, -1, 100 |
| logical | 논리형 | 참 또는 거짓 형태의 변수 | TURE, FALSE |
| complex | 복소수형 | 복소수형태의 변수 | 1+4i |

## 나. 자료의 구조

R에서 자료의 구조는 vector(벡터), list(리스트), matrix(행렬), data.frame(데이터프레임), factor(요인) 등이 있다.

| 자료 구조 | 설명 | 예시 |
|---|---|---|
| vector(default) | 가장 기본적인 자료 구조 | "a", 1 2 3 4 |
| matrix | 행렬 구조 | [,1] [,2]<br>[1,] 1 2<br>[2,] 3 4 |
| data frame | 행은 관측값 열은 변수로 구성된 자료 | x y<br>1 a 1<br>2 b 3<br>3 c 2 |
| factor | 범주형 자료로 구성되어 있으며 level을 가지고 있다. | A B C D F<br>Levels: A B C D F |

| 자료 구조 | 설명 | 예시 |
|---|---|---|
| list | 하나의 리스트는 다차원의 구조를 기닐 수 있으며 각 차원의 자료는 서로 다른 구조를 가질 수 있다. | [[1]]<br>[1] 1 2 3 4<br><br>[[2]]<br>[,1] [,2]<br>[1,] 1 2<br>[2,] 3 4<br><br>[[3]]<br>x y<br>1 a 1<br>2 b 3<br>3 c 2 |

## 다. 논리 연산자

<table>
<tr><th>구문</th><th>수식</th></tr>
<tr><td>같다</td><td>==</td></tr>
<tr><td>같지 않다</td><td>!=</td></tr>
<tr><td>a 그리고 b</td><td>a & b</td></tr>
<tr><td>a 또는 b</td><td>a | b</td></tr>
<tr><td>a가 b보다 크다, 크거나 같다</td><td>a > b, a >= b</td></tr>
<tr><td>a가 b보다 작다, 작거나 같다</td><td>a < b, a <= b</td></tr>
<tr><td>아니다(Not)</td><td>!</td></tr>
</table>

### 라. 산술 연산자

| 연산자 | 내용 |
|---|---|
| + | 더하기 |
| - | 빼기 |
| * | 곱하기 |
| / | 나누기 |
| ^ 또는 ** | 지수 |
| %% | 나머지 |
| %/% | 몫 |

### 마. 자주 활용되는 R 함수

| R 명령어 | 내용 |
|---|---|
| is.na() | 결측값인가? |
| ifelse(a, b, c) | a를 만족하면 b, 아니면 c를 할당 |

## 3) 알바트로스 소개

이영조(단국대 석좌교수)는 서울대 통계학과 재직 시절에 계층우도를 제안하여 통계학의 새로운 패러다임인 변량효과 모형, 계층 이중 변량효과 모형, 계층 구조 방정식 모형 등 다양한 새로운 모형들을 제시하였다. 그 결과 그는 세계 최초로 통계 패키지(GLIM과 Genstat)와 일반화 선형 모형 창시자인 고 Nelder 교수와 이십여 년 공동 연구를 통해 통계학의 새로운 분석 엔진인 알바트로스를 개발하였다.

알바트로스는 현재 서울대 웹사이트(http://cheoling.snu.ac.kr:3838/DHGLM/)와 KISTI(https://kicloud.ksc.re.kr/)에 탑재된 웹기반 통계 패키지로 PC에서

별도로 인스톨할 필요 없이, 인터넷 접속을 통해 최신 분석 모듈들을 클라우드 환경에서 사용할 수 있도록 개발되었다. 즉, 기능들이 업데이트되더라도 따로 설치할 필요 없이 웹에서 바로 사용이 가능하여 이용자에게 편리함을 제공하고 있는 것이 가장 큰 강점이다. 특히, 다양한 고급 통계 모형들을 웹 브라우저 환경에서 메뉴 기반으로 사용자가 쉽게 분석할 수 있도록 설계되어 있다. 최근에 통계 분야에서 활발히 연구 및 개발되고 있는 변량효과 모형(random-effect model)에서 계층우도(hierarchical likelihood)에 기반한 통계적 추론 방법론과 같은 이러한 고급 통계모형들을 적용하였다.

현재 계속해서 기능을 추가하고 있는 상황이며, 두 가지 이상의 데이터셋을 한 번에 업로드하여 원하는 데이터셋을 선택하면서 작업하는 기능을 포함하여 차후 업데이트될 예정이다. Albatross Forum을 운영하고 있으므로 원하는 기능이 있거나 오류가 발견될 경우 해당 게시판에 의견을 남기면 개발자가 도움을 줄 수 있다. Albatross Forum은 Material탭을 통해 해당 게시판으로 이동할 수 있다.

### 4) 알바트로스 실행 및 구성

#### 가. 알바트로스 실행 방법

알바트로스를 실행하기 위해서 Albatross User's Forum (https://cms.pknu.ac.kr/albatross/view.do?no=11663)에 접속하면 그 방법이 자세히 제시되어 있다. 알바트로스는 웹기반 소프트웨어이므로 업데이트할 때마다 링크 주소가 바뀔 수 있어 Albatross User's Forum에 그 방법을 수록하였다. 이를 참고하기 바란다.

## 나. 알바트로스 메인 화면 구성

알바트로스의 메인 화면은 다음과 같이 네 부분으로 구성되어 있으며 이후 각 페이지에서 사용되는 내용을 목차별로 자세히 다루고 있다.

① 자료를 불러오고 저장할 수 있다.
② 입력된 자료를 살펴볼 수 있다.
③ 자료를 처리하고 통계분석을 할 수 있다.
④ 매뉴얼 및 자료 등을 다운받을 수 있다.

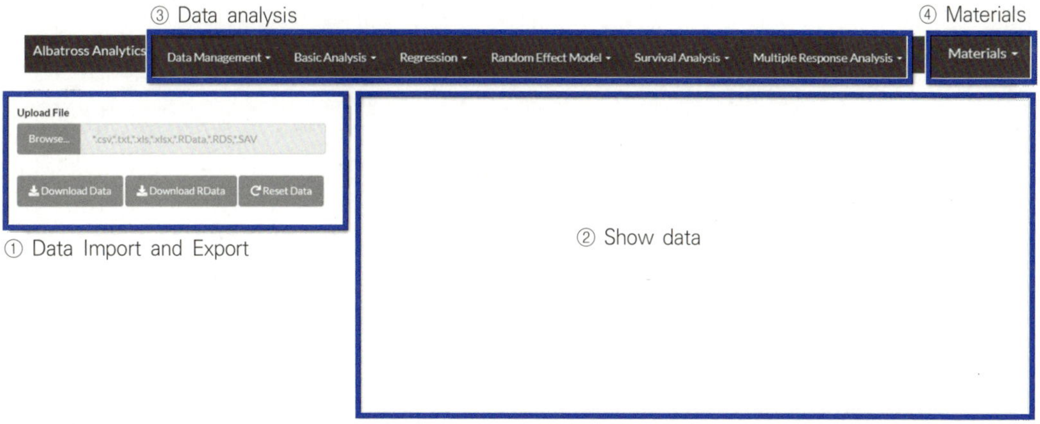


이후 각 페이지에서 사용되는 내용을 목차별로 자세히 다루고 있다.

# 2 데이터 셋과 변수 다루기

## 1. 데이터 불러오기

### 1) 실습 데이터 소개

#### 가. 데이터

실습 자료를 살펴보자. 실습 자료는 [Material] 탭의 [Data-sets & Manual] 에서 [Dowonload Albatross-data] 버튼을 클릭하면 매뉴얼에서 활용하는 자료와 코딩북이 압축된 파일을 다운로드할 수 있다. 우리가 사용하는 자료는 2018년도 국민건강영양조사로 전국 규모의 건강 및 영양 정보를 파악할 수 있는 데이터이다. 질병관리청에서 관리하고 있는 공공데이터로 누구나 다운받을 수 있다. 실습 자료

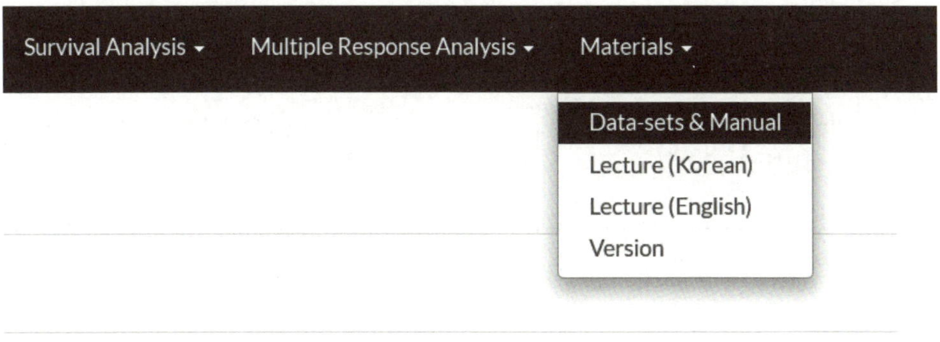

는 원시 자료를 사용하기 편리하도록 가공한 것으로 7,992개의 관측치와 49개의 변수로 이루어져 있다.

## 나. 코딩북

코딩북은 자료를 이해하기 위해 필요한 변수의 변수 이름, 기본 속성과 코딩 규칙 등을 간단하게 기록한 것이다. 자료를 분석하기 전에 살펴보아야 하며 변수를 새로 만드는 경우엔 반드시 이를 기록해야 한다.

알바트로스 통계분석 한글매뉴얼 - 의학·보건학(국민건강영양조사 2018)
코딩북 Coding Instuction

| 번호 | 구분 | 영역 | 유형 | 길이 | 변수 이름 | 변수 설명 | 입력 내용 |
|---|---|---|---|---|---|---|---|
| 1 | 기존 | 기본특성 | N | 3 | ID | 대상자 고유번호 | |
| 2 | 기존 | 기본특성 | N | 1 | sex | 성별 | 1: 남자<br>2: 여자 |
| 3 | 기존 | 기본특성 | N | 3 | age | 만나이 | □□세<br>*80: 80세 이상 |
| | 신규 | 기본특성 | N | 1 | age_fr | 연령군 | 1: 20대 미만<br>2: 20대<br>3: 30대<br>4: 40대<br>5: 50대<br>6: 60대<br>7: 70대<br>8. 80대 이상 |
| | 신규 | 기본특성 | N | 1 | age_gr3 | 생애주기별 연령군 | 1: 45세 미만<br>2: 45세 이상 65세 미만<br>3: 65세 이상 |

### ① 구분

기존의 변수(기본)와 새로 만들 변수(신규)를 구분한다. 신규 영역의 변수는 회색으로 칠해져 있다.

### ② 영역

- 관찰 코드: 대상자에 부여하는 고유한 번호로 1부터 7,992까지 있다.
- 기본 특성: 대상자의 기본 특성인 성별, 나이, 소득, 교육수준, 직업, 결혼 등의 특성을 나타낸다. 이외에도 음주, 흡연, 주관적 건강 상태 등의 영역이 있다.

### ③ 유형

N은 numeric의 첫 글자로 숫자 변수를 뜻하고, C는 character의 첫 글자로 문자 변수를 의미한다. 우리가 사용하는 실습 자료에는 숫자 변수로만 이루어져 있다.

### ④ 길이

해당 변수의 길이를 나타낸다. 관찰 코드 영역의 'ID' 변수는 1부터 7992번까지 존재한다.

### ⑤ 변수 이름

변수의 이름으로 국문은 피하고 가능한 영문으로 쓴다. 숫자와 영문을 혼합하여 사용할 경우 영문으로 시작하며 내용을 쉽게 떠올릴 수 있도록 정하는 것이 좋다.

### ⑥ 변수 설명

영어로 된 암호와도 같은 이름을 우리말로 자세히 설명한다.

⑦ **입력 내용**

해당 변수가 가지는 값에 대한 내용과 단위 등을 설명한다.

### 다. 데이터 구성

hn18_all.csv 자료는 49개 모든 변수를 포함하고 있으며, 기본 특성 자료인 hn18_info.csv 와 건강 정보만을 가지는 hn18_health.csv 파일로 구분한다. 전체 변수 목록은 부록 제1절 코딩북에서 살펴볼 수 있으며 변수 변환 등의 분석을 수행할 때 참고하도록 한다.

## 2) 데이터 불러오기

알바트로스는 Comma, Semicolon, Tab, Sapce로 구분된 텍스트파일(.csv, .txt), 엑셀파일(.xlsx, xls) 그리고 .RData 파일로 입력된 자료를 불러올 수 있다.

### 가. 텍스트파일 불러오기

확장자명 .csv 혹은 .txt 파일로 저장된 자료를 불러와 보자.

① [Data Import] - [Upload File] - Browse

Browse... 버튼을 클릭하여 폴더에서 저장된 자료를 불러온다. hn18_all.csv 파일을 불러보자.

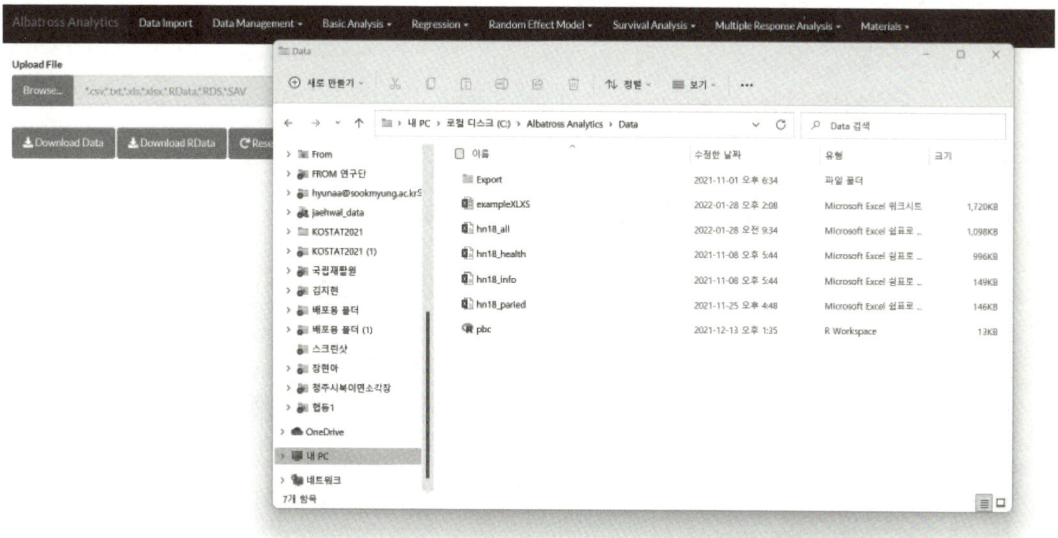


② [Data Import] - [Browse]

알바트로스에서는 Browse... 버튼을 누르고 해당 파일(엑셀, csv, RData)을 선택하면 오류없이 자동으로 자료를 불러올 수 있다.

파일 입력이 완료되면 "Upload complete"라는 메시지가 등장하며 자료가 입력된다. 왼쪽 하단 "Showing 1 to 10 of 7,992 entries" 메시지를 통해 7,992개의 자료가 입력되었음을 확인할 수 있다.

| | | | |
|---|---|---|---|
| 5 | 5 | 2 | 80 |
| 6 | 6 | 2 | 71 |
| 7 | 7 | 1 | 44 |
| 8 | 8 | 2 | 42 |
| 9 | 9 | 2 | 13 |
| 10 | 10 | 1 | 11 |

Showing 1 to 10 of 7,992 entries

## 나. 엑셀파일 불러오기

확장자명 .xlsx 혹은 .xls 파일로 저장된 자료를 불러와 보자.

① [Data Import] - [Upload File] - Browse - choose data name

Browse... 엑셀파일인 exampleXLSX.xlsx 파일을 선택한다.

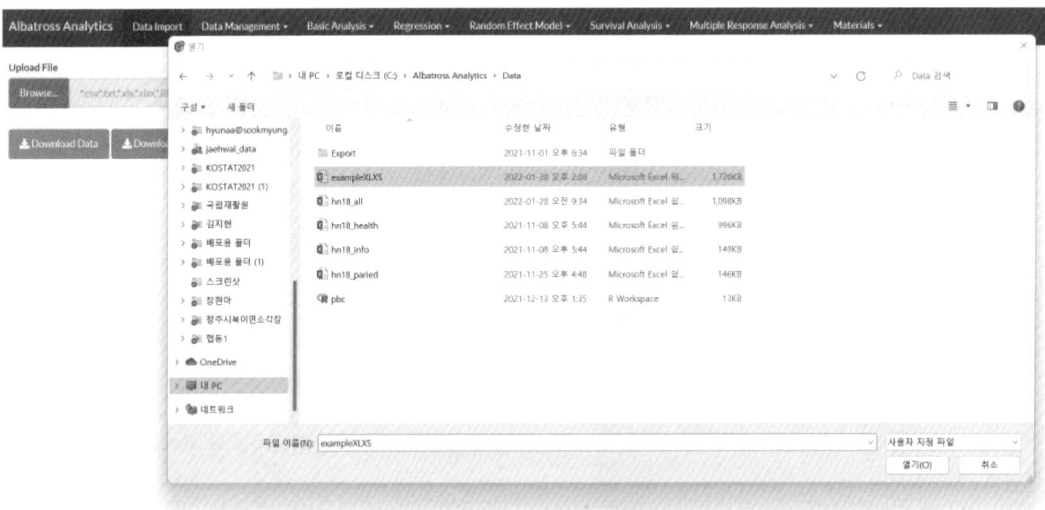


자료가 로드되면 [Header]와 [Sheet Index] 옵션이 나타난다. 자료가 변수명을 포함하고 있는 경우 [Hearder]를 선택한다. 알바트로스에서는 여러 Sheet로 저장된 엑셀 파일의 로드가 가능하며 각 시트의 자료를 불러올 수 있다. [Sheet Index] 탭에서 원하는 자료를 선택한 후 ▶File Open 버튼을 클릭하여 자료를 불러온다.

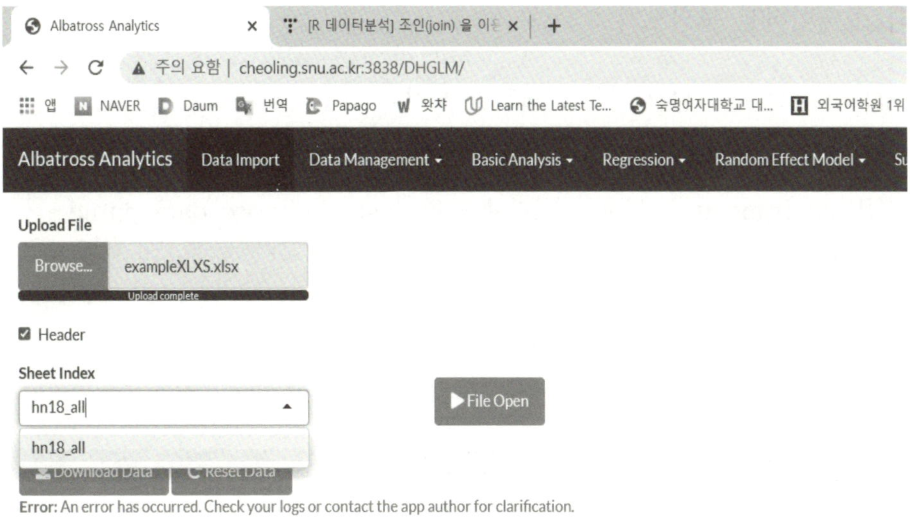


엑셀파일로 입력된 7,992개의 hn18_all 자료를 불러왔다.

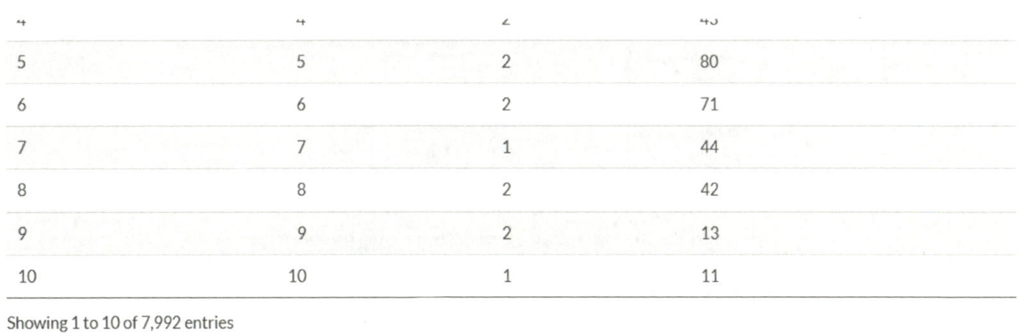

| | | | |
|---|---|---|---|
| 5 | 5 | 2 | 80 |
| 6 | 6 | 2 | 71 |
| 7 | 7 | 1 | 44 |
| 8 | 8 | 2 | 42 |
| 9 | 9 | 2 | 13 |
| 10 | 10 | 1 | 11 |

Showing 1 to 10 of 7,992 entries

### 다. R데이터셋 불러오기

.RData 파일로 저장된 파일을 불러와 보자.

① [Data Import] - [Upload File] - Browse – choose data name

Browse... R데이터 파일인 pbc.RData 파일을 선택한다.

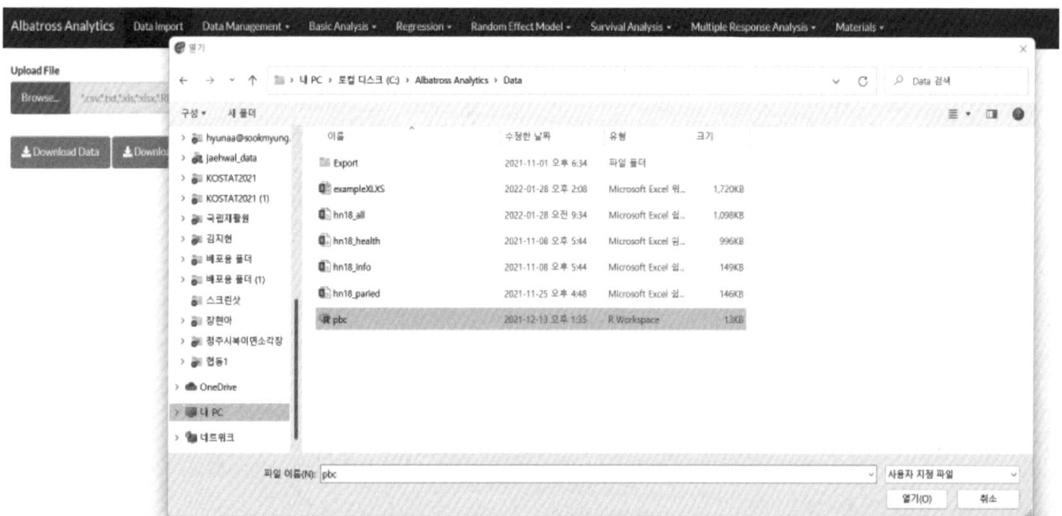


자료가 로드되면 자료에 포함된 R데이터를 선택할 수 있는 옵션이 생성된다. [Choose Data names]에서 자료를 선택한 후 ▶File Open 버튼을 클릭하면 원하는 자료를 불러올 수 있다.

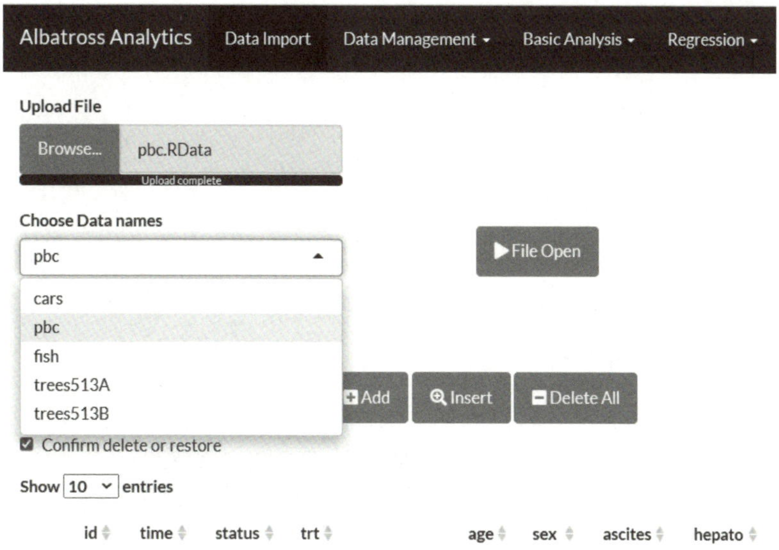


pbc 자료를 불러왔다.

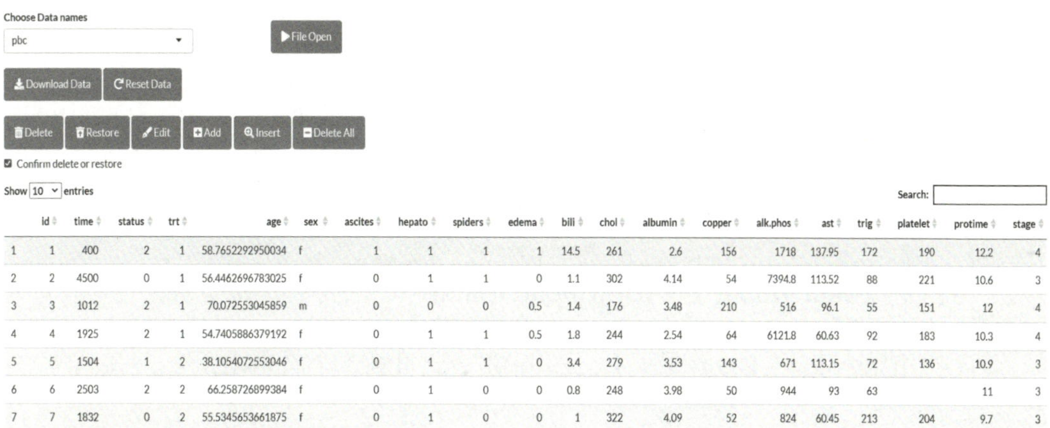


| | id | time | status | trt | age | sex | ascites | hepato | spiders | edema | bili | chol | albumin | copper | alk.phos | ast | trig | platelet | protime | stage |
|---|---|---|---|---|---|---|---|---|---|---|---|---|---|---|---|---|---|---|---|---|
| 1 | 1 | 400 | 2 | 1 | 58.7652292950034 | f | 1 | 1 | 1 | 1 | 14.5 | 261 | 2.6 | 156 | 1718 | 137.95 | 172 | 190 | 12.2 | 4 |
| 2 | 2 | 4500 | 0 | 1 | 56.4462696783025 | f | 0 | 1 | 1 | 0 | 1.1 | 302 | 4.14 | 54 | 7394.8 | 113.52 | 88 | 221 | 10.6 | 3 |
| 3 | 3 | 1012 | 2 | 1 | 70.072553045859 | m | 0 | 0 | 0 | 0.5 | 1.4 | 176 | 3.48 | 210 | 516 | 96.1 | 55 | 151 | 12 | 4 |
| 4 | 4 | 1925 | 2 | 1 | 54.7405886379192 | f | 0 | 1 | 1 | 0.5 | 1.8 | 244 | 2.54 | 64 | 6121.8 | 60.63 | 92 | 183 | 10.3 | 4 |
| 5 | 5 | 1504 | 1 | 2 | 38.1054072553046 | f | 0 | 1 | 1 | 0 | 3.4 | 279 | 3.53 | 143 | 671 | 113.15 | 72 | 136 | 10.9 | 3 |
| 6 | 6 | 2503 | 2 | 2 | 66.258726899384 | f | 0 | 1 | 0 | 0 | 0.8 | 248 | 3.98 | 50 | 944 | 93 | 63 | | 11 | 3 |
| 7 | 7 | 1832 | 0 | 2 | 55.5345653661875 | f | 0 | 1 | 0 | 0 | 1 | 322 | 4.09 | 52 | 824 | 60.45 | 213 | 204 | 9.7 | 3 |

## 2. 데이터 저장하기

새로운 변수를 만들거나 관측치를 제거하는 등의 처리된 자료 파일을 CSV와 RData 파일 형태로 로컬에 내보낼 수 있다. 자료를 입력하면 다운로드 버튼이 생성되는데 [Download Data]는 csv 파일로 [Download RData]는 RData 파일로 저장되며 원하는 이름으로 자료를 내보내면 된다.

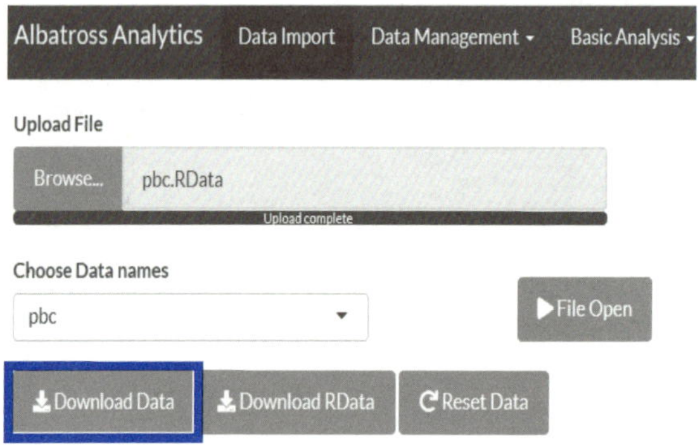


### 가. 텍스트파일(.csv) 형태로 내보내기

① [Data Import] - [Download Data]

[Download Data] 버튼을 클릭하면 csv 파일로 저장된다.

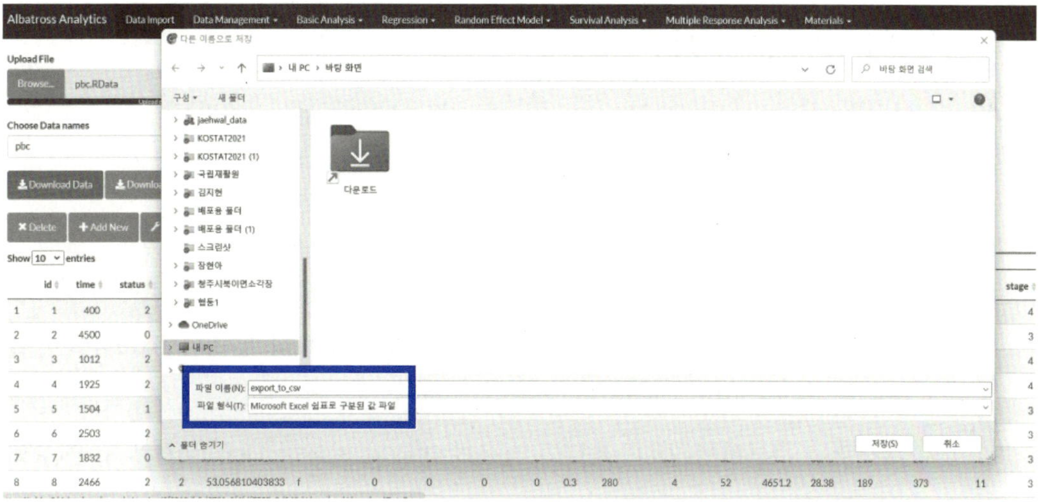

## 나. R데이터 파일(.RData) 형태로 내보내기

① [Data Import] - [Download RData]

[Download RData] 버튼을 클릭하면 RData 파일로 저장된다.

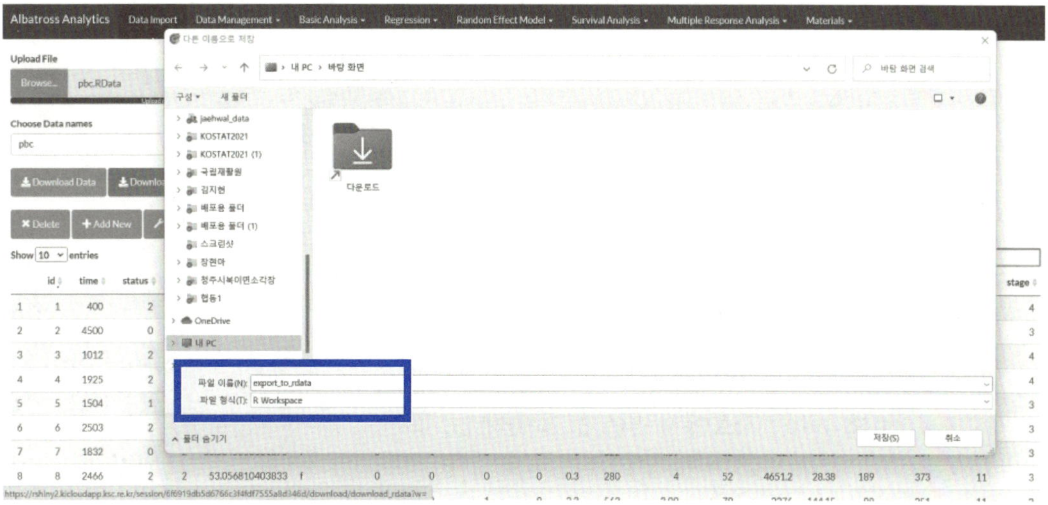

## 3. 데이터 셋 다루기

### 1) 데이터 셋 속성 알아보기

통계분석을 시작하기에 앞서 변수의 속성을 파악해야 한다. 자료 입력 후 [Data Management] - [Data Handling] - [Data Attributes] 탭에서 자료의 속성을 한눈에 파악할 수 있다. 알바트로스는 자료를 Numeric, Integer, Factor의 3가지 속성으로 구분하고 있다. 자료의 속성과 관련된 자세한 내용은 서론 3. 2) R의 연산자에서 찾아볼 수 있다.

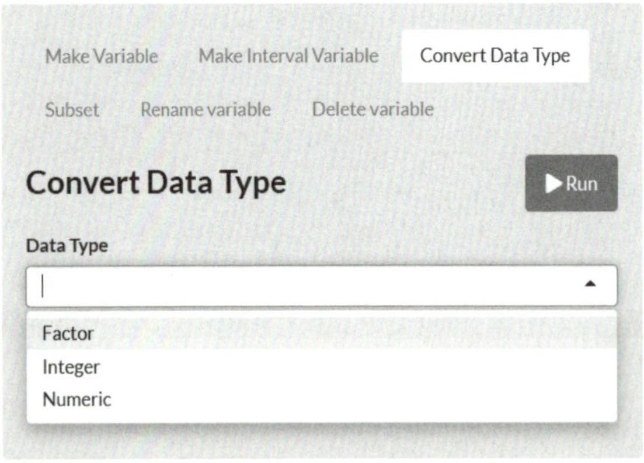


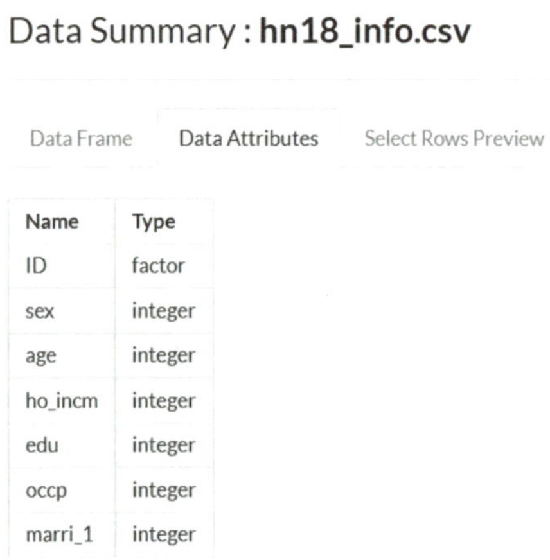


### 2) 데이터 셋 나누기

hn18_info 자료에서 남성만 추출해 보자.

① [Data Management] - [Data Handling] - Subset

직접 구문을 작성하거나 [Tools for Expression]을 활용하여 구문을 만들 수 있다. [Tools for expression]에서는 변수와 연산자를 선택할 수 있으며 구체적인 값은 지정하여야 한다. 연산자에 대한 자세한 내용은 1장 3절 2항을 참고한다.

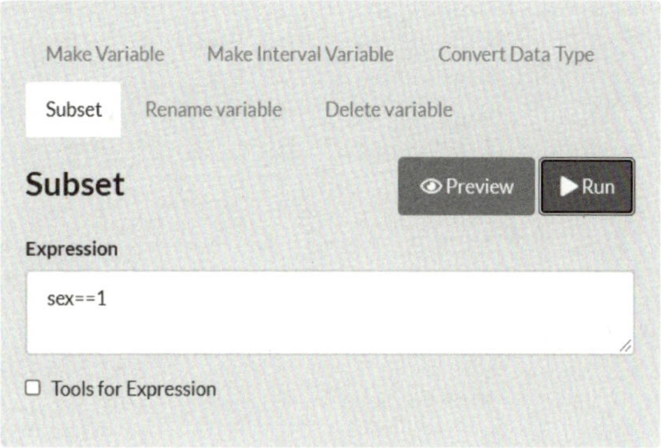


또는

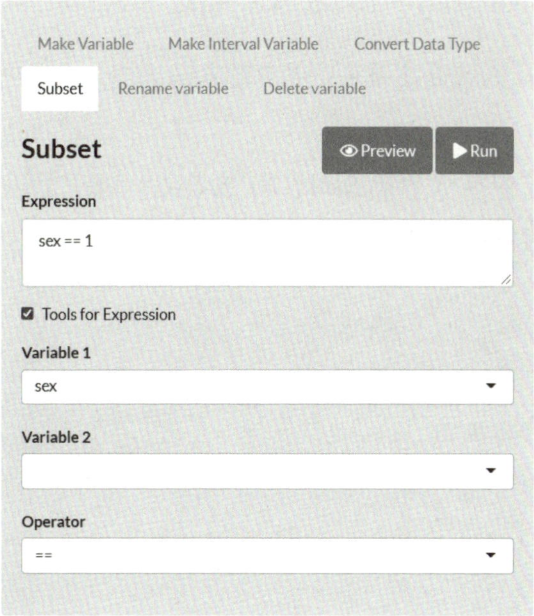

구문을 실행하면 남성(sex==1)인 관측치만 남는다.

Data Summary : **hn18_info.csv**

Data Frame Data Attributes Select Rows Preview

| ID | sex | age | ho_incm | edu | occp | marri_1 | BD1 | BD1_11 | BS3_1 | BS12_1 | BS12_2 | D_1_1 | HE_fh | DI1_dg | DI1_pr |
|---|---|---|---|---|---|---|---|---|---|---|---|---|---|---|---|
| A901020501 | 1 | 80 | 1 | 3 | 7 | 1 | 2 | 2 | 3 | 2 | 8 | 3 | 0 | 1 | 1 |
| A901021301 | 1 | 78 | 4 | 4 | 1 | 1 | 2 | 5 | 8 | 2 | 8 | 1 | 0 | 0 | 8 |
| A901023501 | 1 | 44 | 3 | 4 | 1 | 1 | 2 | 4 | 8 | 2 | 8 | 4 | 1 | 0 | 8 |
| A901023504 | 1 | 11 | 3 | 1 | NA | 2 | 8 | 8 | 8 | 8 | 8 | 3 | 0 | 8 | 8 |
| A901023901 | 1 | 36 | 4 | 4 | 1 | 1 | 2 | 2 | 8 | 2 | 8 | 5 | 0 | 0 | 8 |
| A901023903 | 1 | 2 | 4 | 1 | NA | 2 | 8 | 8 | 8 | 8 | 8 | 3 | NA | 8 | 8 |
| A901024801 | 1 | 57 | 4 | 3 | 3 | 1 | 2 | 1 | 1 | 2 | 8 | 5 | 0 | 0 | 8 |
| A901024803 | 1 | 27 | 4 | 4 | 2 | 2 | 2 | 6 | 2 | 1 | 1 | 3 | 1 | 0 | 8 |
| A901024804 | 1 | 26 | 4 | 3 | 7 | 2 | 2 | 6 | 1 | 1 | 1 | 3 | 0 | 0 | 8 |
| A901026501 | 1 | 68 | 4 | 2 | 1 | 1 | 2 | 5 | 3 | 2 | 8 | 4 | 0 | 0 | 8 |
| A901027601 | 1 | 43 | 4 | 4 | 1 | 1 | 2 | 5 | 3 | 1 | 2 | 3 | 1 | 0 | 8 |
| A901027603 | 1 | 13 | 4 | 1 | NA | 2 | 1 | 8 | 8 | 8 | 8 | 3 | 1 | 8 | 8 |
| A901027604 | 1 | 11 | 4 | 1 | NA | 2 | 8 | 8 | 8 | 8 | 8 | 2 | 1 | 8 | 8 |
| A901028102 | 1 | 67 | 4 | 4 | 1 | 1 | 2 | 2 | 3 | 2 | 8 | 3 | 1 | 0 | 8 |
| A901028103 | 1 | 34 | 4 | 4 | 7 | 2 | 2 | 4 | 3 | 1 | 2 | 2 | 0 | 0 | 8 |
| A901029701 | 1 | 65 | NA | 4 | 7 | 1 | 2 | 3 | 1 | 2 | 8 | 3 | 1 | 0 | 8 |

② [Data Management] - [Data Handling] - Subset

여러 가지 조건을 활용하여 자료를 추출할 수도 있다. 45세 이상인 남성 자료를 만들어 보자.

[Expression]에 직접 조건을 입력한다. 조건문을 만들기 위한 연산자는 서론 3.2) R의 연산자를 참고한다.

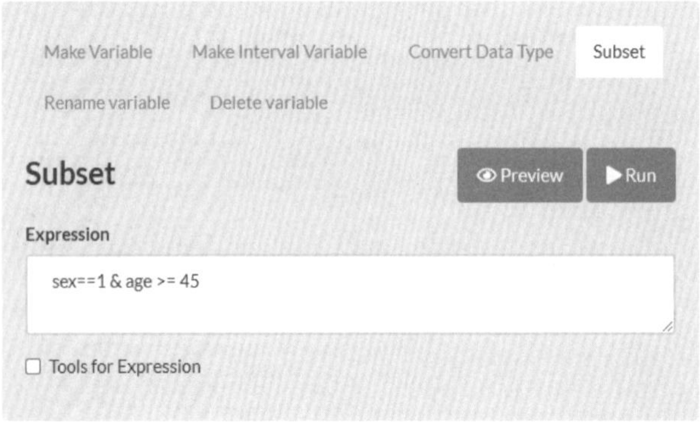

구문을 실행하면 다음과 같다.

| ID | sex | age | ho_incm | edu | occp | marri_1 | BD1 | BD1_11 | BS3_1 | BS12_1 | BS12_2 | D_1_1 |
|---|---|---|---|---|---|---|---|---|---|---|---|---|
| 1 | 1 | 80 | 1 | 3 | 7 | 1 | 2 | 2 | 3 | 2 | 8 | 3 |
| 2 | 1 | 78 | 4 | 4 | 1 | 1 | 2 | 5 | 8 | 2 | 8 | 1 |
| 14 | 1 | 57 | 4 | 3 | 3 | 1 | 2 | 1 | 1 | 2 | 8 | 5 |
| 18 | 1 | 68 | 4 | 2 | 1 | 1 | 2 | 5 | 3 | 2 | 8 | 4 |
| 26 | 1 | 67 | 4 | 4 | 1 | 1 | 2 | 2 | 3 | 2 | 8 | 3 |
| 32 | 1 | 65 | NA | 4 | 7 | 1 | 2 | 3 | 1 | 2 | 8 | 3 |
| 36 | 1 | 80 | 3 | 4 | 7 | 1 | 2 | 1 | 8 | 2 | 8 | 3 |
| 38 | 1 | 61 | 4 | 4 | 3 | 1 | 2 | 5 | 3 | 2 | 8 | 3 |
| 44 | 1 | 60 | 2 | 3 | 7 | 1 | 2 | 6 | 1 | 2 | 8 | 3 |

※ Subset 실행 후 [Data Import] 페이지에서 Reset Data 을 클릭하면 다시 원자료로 돌아온다.

### 3) 관측치 삽입하기와 삭제하기

① [Data Import] - [Add]

Add 를 사용하여 자료의 끝에 새로운 관측치를 삽입한다.

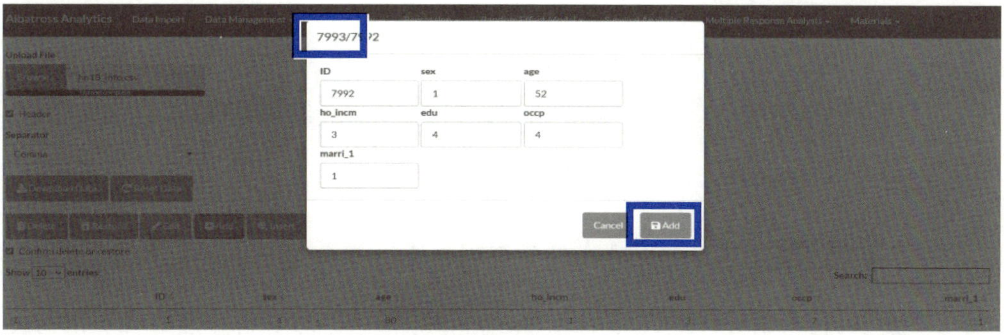

삽입 후 자료의 수가 7,992에서 7,993으로 바뀌었다.

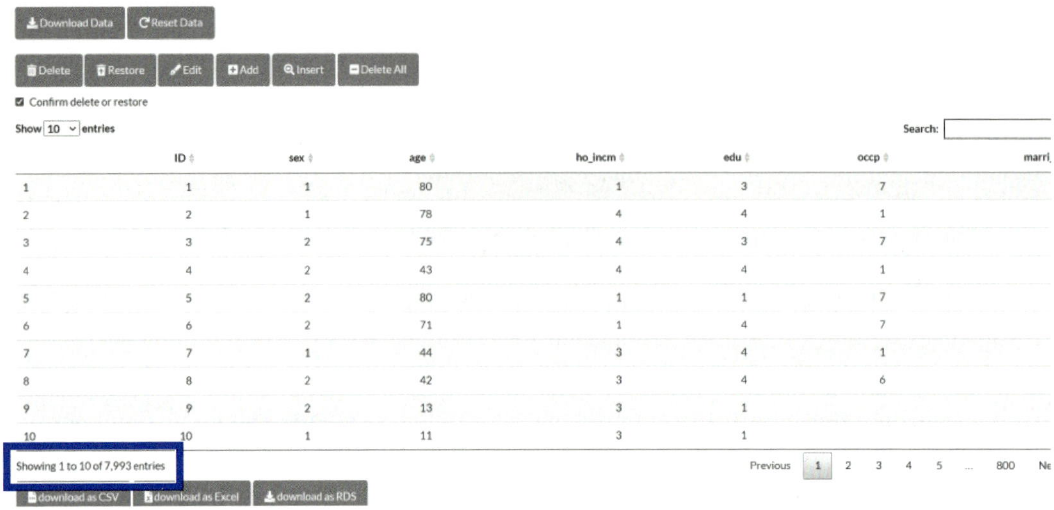


② [Data Import] - [Insert]

새로운 관측값의 중간 삽입은 [Insert] 기능을 이용하여 수행할 수 있다. 원하는 위치를 클릭하여 활성화한 후

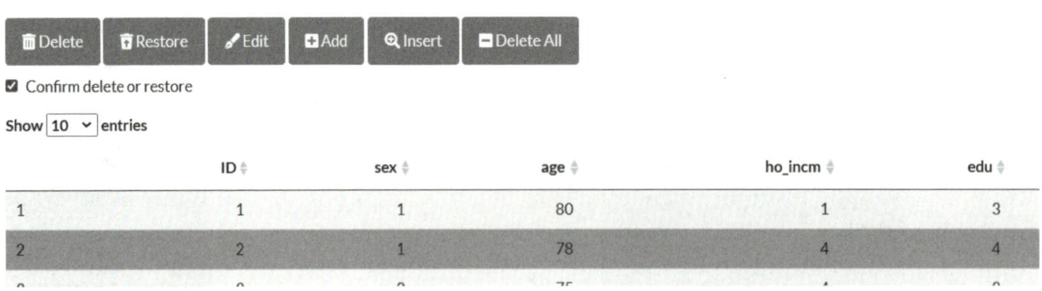


Insert 버튼을 클릭하여 값을 입력한다. 새로운 관측치는 InsertUp 버튼을 클릭하면 활성화된 관측치 위로, InsertDown 버튼을 클릭하면 아래로 삽입된다.

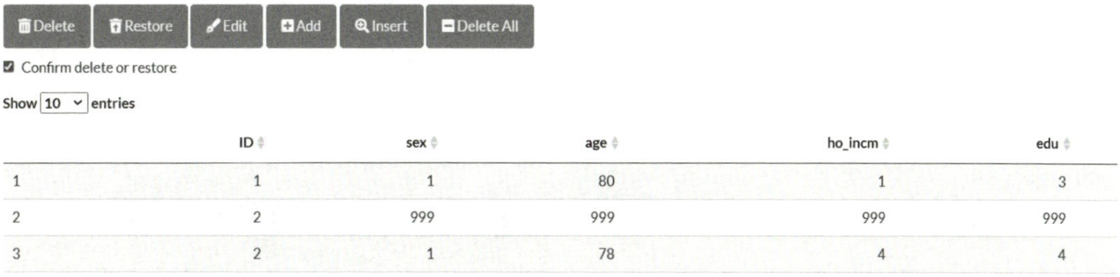


| | ID | sex | age | ho_incm | edu |
|---|---|---|---|---|---|
| 1 | 1 | 1 | 80 | 1 | 3 |
| 2 | 2 | 999 | 999 | 999 | 999 |
| 3 | 2 | 1 | 78 | 4 | 4 |

a. InsertUp 삽입 결과

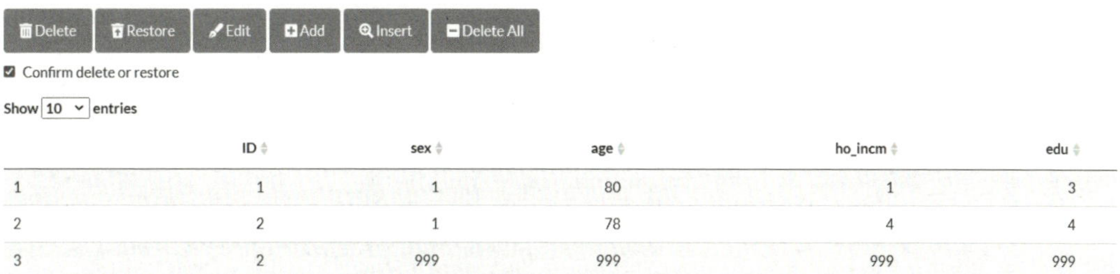


| | ID | sex | age | ho_incm | edu |
|---|---|---|---|---|---|
| 1 | 1 | 1 | 80 | 1 | 3 |
| 2 | 2 | 1 | 78 | 4 | 4 |
| 3 | 2 | 999 | 999 | 999 | 999 |

b. InsertDown 삽입 결과

### ③ [Data Import] - [Delete]

제거할 관측치 선택 후 Delete 버튼을 클릭하여 관측치를 삭제한다.

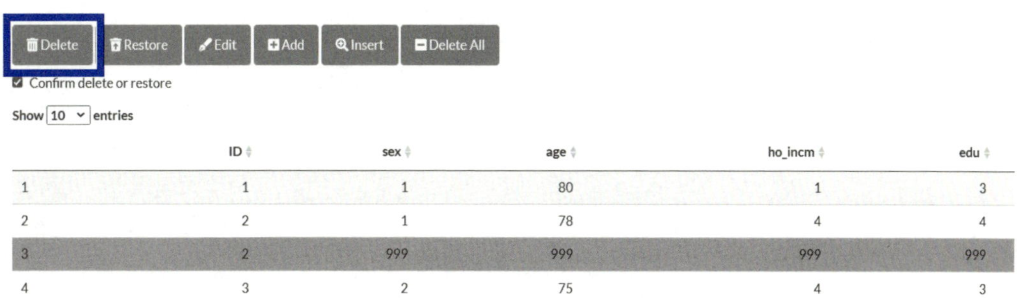


| | ID | sex | age | ho_incm | edu |
|---|---|---|---|---|---|
| 1 | 1 | 1 | 80 | 1 | 3 |
| 2 | 2 | 1 | 78 | 4 | 4 |
| 3 | 2 | 999 | 999 | 999 | 999 |
| 4 | 3 | 2 | 75 | 4 | 3 |

④ [Data Import] - [Delete All]

Delete All 을 클릭하면 모든 관측치가 삭제된다.

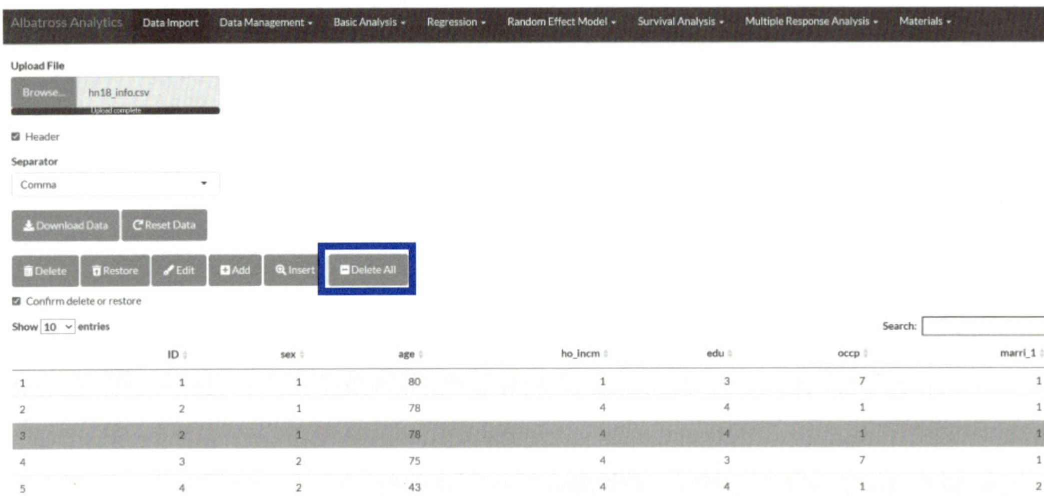


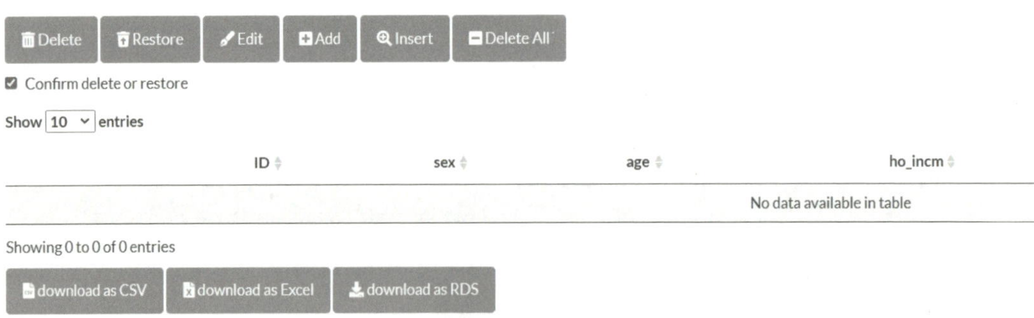

### 4) 데이터 셋 결합

공통된 key 변수를 활용하여 두 자료를 결합한다. 자료는 네 가지 방법으로 결합할 수 있으며 아래 그림은 결합 방법에 따른 알바트로스 명령어를 정리한 그림이다.

**Main Dataset**

| Id | 나이 | 성별 |
|---|---|---|
| 1 | 28 | 남 |
| 2 | 32 | 여 |

**Second Dataset**

| Id | 나이 | 몸무게 |
|---|---|---|
| 1 | 28 | 75 |
| 3 | 45 | 62 |

※ 파란색 글씨는 알바트로스의 설정값을 의미한다.

**(1) Left join (All Observation in Main)**

| Id | 나이 | 성별 | 몸무게 |
|---|---|---|---|
| 1 | 28 | 남 | 75 |
| 2 | 32 | 여 | |

All observation in the Main Datasets included = TRUE
All observation in the Second Datasets included = FALSE

**(2) Right join (All Observation in Second)**

| Id | 나이 | 몸무게 | 성별 |
|---|---|---|---|
| 1 | 28 | 75 | 남 |
| 3 | 45 | 62 | |

All observation in the Main Datasets included = FALSE
All observation in the Second Datasets included = TRUE

**(3) Inner join**

| Id | 나이 | 성별 | 몸무게 |
|---|---|---|---|
| 1 | 28 | 남 | 75 |

All observation in the Main Datasets included = FALSE
All observation in the Second Datasets included = FALSE

**(4) Full join (All Observation in Main and Second)**

| Id | 나이 | 성별 | 몸무게 |
|---|---|---|---|
| 1 | 28 | 남 | 75 |
| 2 | 32 | 여 | |
| 3 | 45 | | 62 |

All observation in the Main Datasets included = TRUE
All observation in the Second Datasets included = TRUE

merge_A 와 merge_B 자료를 활용하여 결합 방법별 결과를 비교하여 보자.

① [Data Import]

먼저 메인 자료로 merge_A 자료를 import한다.

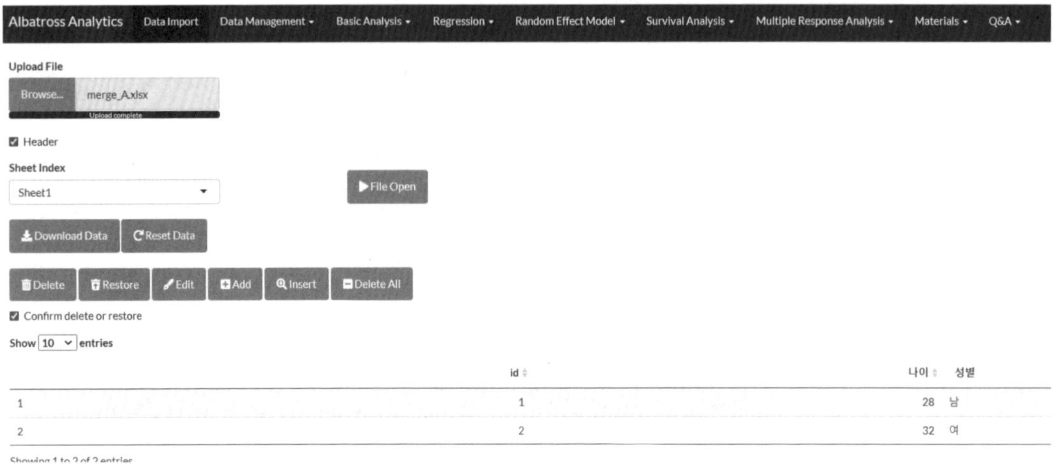

② [Data Management] - [Merge Datasets] - Upload Second Data

[Upload Second Data] 탭의 Browse... 버튼을 클릭하여 두 번째 자료인 건강 자료 merge_B 를 업로드한다.

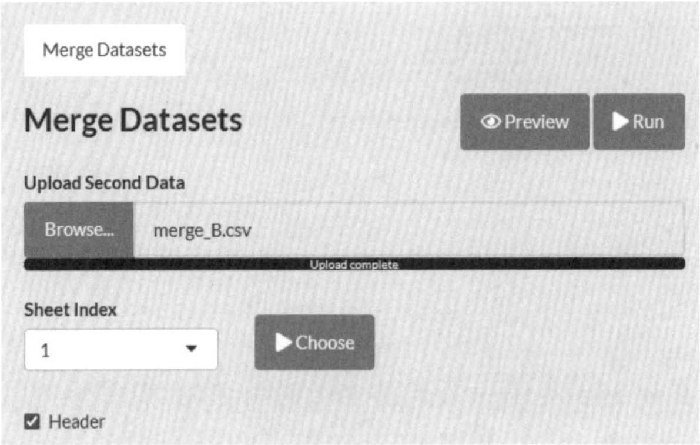

② [Data Management] - [Merge Datasets] - Option

[Reference Variable for Main Dataset], [Reference Variable for Second Dataset]의 값은 key변수인 (ID)를 선택한다.

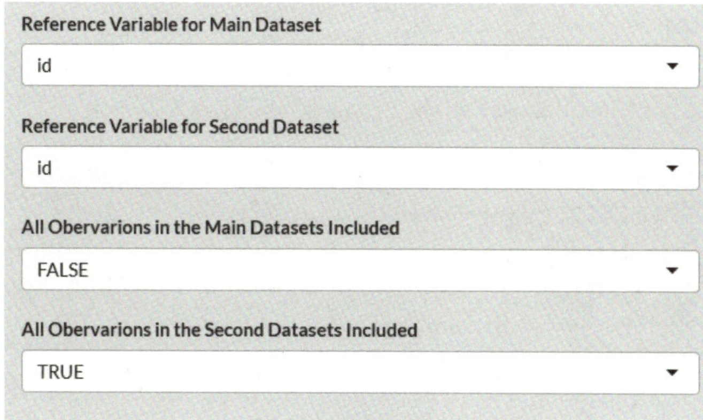


결합 방식에 따라 옵션을 선택한 후 ▶Run 실행한다. 방법별 결합에 따른 결과는 다음과 같다.

〈Left join〉

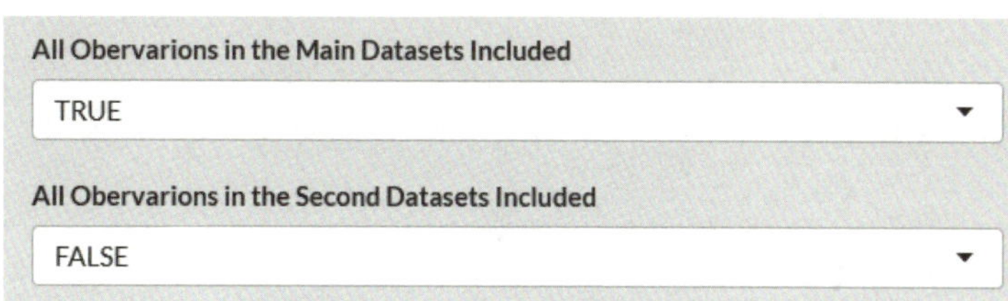


Main Dataset

| id | 나이 | 성별 |
|---|---|---|
| 1.00 | 28.00 | 남 |
| 2.00 | 32.00 | 여 |

결합 전 Main

→

Main Dataset

| id | 나이.x | 성별 | 나이.y | 몸무게 |
|---|---|---|---|---|
| 1.00 | 28.00 | 남 | 28 | 75 |
| 2.00 | 32.00 | 여 | NA | NA |

Dataset 결합 후 Main Dataset

〈Right join〉

All Obervarions in the Main Datasets Included

FALSE

All Obervarions in the Second Datasets Included

TRUE

Main Dataset

| id | 나이 | 성별 |
|---|---|---|
| 1.00 | 28.00 | 남 |
| 2.00 | 32.00 | 여 |

결합 전 Main

→

Main Dataset

| id | 나이.x | 성별 | 나이.y | 몸무게 |
|---|---|---|---|---|
| 1.00 | 28.00 | 남 | 28 | 75 |
| 3.00 | NA | NA | 45 | 62 |

Dataset 결합 후 Main Dataset

〈Inner join〉

All Obervarions in the Main Datasets Included

FALSE

All Obervarions in the Second Datasets Included

FALSE

Main Dataset

| id | 나이 | 성별 |
|---|---|---|
| 1.00 | 28.00 | 남 |
| 2.00 | 32.00 | 여 |

결합 전 Main

→

Main Dataset

| id | 나이.x | 성별 | 나이.y | 몸무게 |
|---|---|---|---|---|
| 1.00 | 28.00 | 남 | 28 | 75 |

Dataset 결합 후 Main Dataset

〈Full join〉

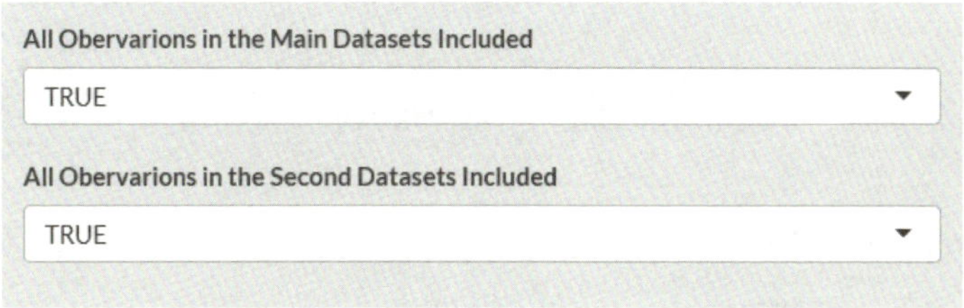


Main Dataset

| id | 나이 | 성별 |
|---|---|---|
| 1.00 | 28.00 | 남 |
| 2.00 | 32.00 | 여 |

결합 전 Main

→

Main Dataset

| id | 나이.x | 성별 | 나이.y | 몸무게 |
|---|---|---|---|---|
| 1.00 | 28.00 | 남 | 28 | 75 |
| 2.00 | 32.00 | 여 | NA | NA |
| 3.00 | NA | NA | 45 | 62 |

Dataset 결합 후 Main Dataset

# 4. 변수 다루기

## 1) 변수 속성 변환하기

① [Data Management] - [Data Handling] - [Convert Data Type] - [Data Attributes]

hn18_all 자료의 변수별 속성을 파악해 보자. [Data Handling]에 모든 분석 메뉴에서 [Data Attributes]를 제공하고 있으며, 자료 입력 후 자동으로 요약된다. 자료의 속성을 변환할 예정이므로 [Convert Data Type] 분석 탭에서 자료의 속성을 살펴보자. 페이지에 자료의 변수별 속성이 표시된다. R의 변수에 대한 속성은 서론 3. 2)에 자세히 설명되어 있으니 참고하기 바란다.

Data Summary : **hn18_all.csv**

Data Frame | **Data Attributes** | Select Rows Preview

| Name | Type |
|---|---|
| ID | integer |
| sex | integer |
| age | integer |
| ho_incm | integer |
| edu | integer |
| occp | integer |
| marri_1 | integer |
| BD1 | integer |
| BD1_11 | integer |
| BS3_1 | integer |
| BS12_1 | integer |

알바트로스에서 숫자형 변수는 소수점이 포함된 경우 numeric으로 그렇지 않은 경우 모두 integer로 입력된다.

② [Data Management] - [Data Handling] - [Convert Data Type]

이번에는 Integer로 입력된 연령(age) 변수를 Numeric으로 변환하자. [Data Type]과 변수 선택 후 ▶Run 실행한다. 변수(Variable)는 다중 선택이 가능하다.

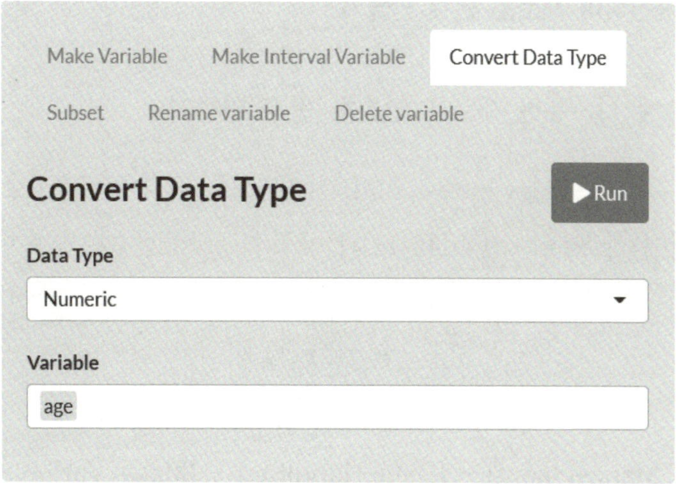


age가 numeric으로 바뀐 것을 확인할 수 있다.

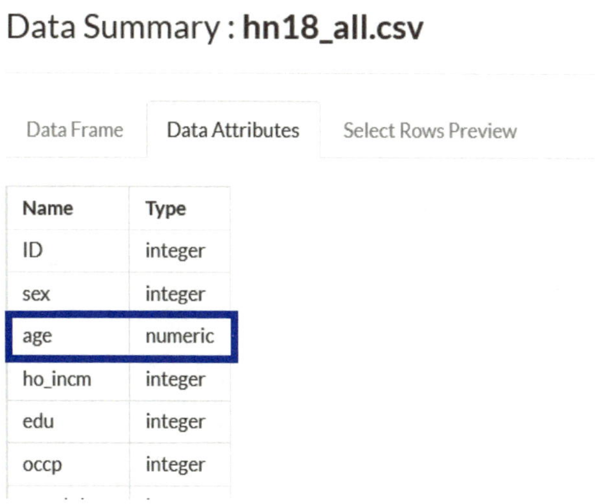

### 2) 변수 계산하여 새로운 변수 만들기

#### 가. 변수 계산을 통한 새로운 연속형 변수 만들기

체질량지수(Body Mass Index, BMI)는 비만도를 나타내는 수치로, 신장과 체중을 이용하여 산출한다. 신장(HE_ht)과 체중(HE_wt) 변수는 연속형 변수이다.

$$BMI = kg/m^2$$

① [Data Management] - [Data Handling] - [Make Variable]

변수는 [Make Variable] 탭에서 산출할 수 있다. 산출식을 [Expression] 창에 기록한다. 여기서 체질량지수에 활용되는 신장 변수의 단위는 cm 가 아닌 m 이다. 현재 신장 변수(HE_ht)는 cm 단위로 입력(코딩북 참고)되어 있으므로 변환하여 사용하여야 한다. 알바트로스는 R과 동일하게 대문자와 소문자를 다른 문자로 인식하므로 수식 작성 시 대소문자에 주의한다.

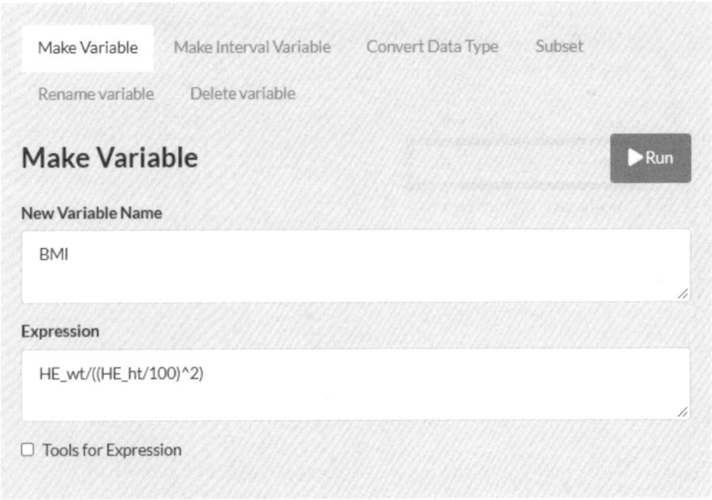

| HE_HP | HE_ht | HE_wt | HE_BMI | HE_obe | HE_wc | HE_glu | HE_HbA1c | HE_DM | HE_chol | HE_TG | BMI |
|---|---|---|---|---|---|---|---|---|---|---|---|
| 3 | 162.40 | 56.00 | 21.23 | 2 | 82.20 | 103 | 6.00 | 2 | 111 | 83 | 21.23 |
| 2 | 167.70 | 76.40 | 27.17 | 4 | 98.30 | 127 | 6.20 | 3 | 224 | 157 | 27.17 |
| 3 | 157.70 | 53.20 | 21.39 | 2 | 80.70 | 134 | 5.20 | 3 | 165 | 101 | 21.39 |
| 1 | 151.00 | 53.50 | 23.46 | 3 | 79.70 | 99 | 5.70 | 1 | 197 | 95 | 23.46 |
| 3 | 146.10 | 57.60 | 26.98 | 4 | 93.00 | 111 | 7.30 | 3 | 160 | 229 | 26.98 |
| 3 | 157.20 | 53.20 | 21.53 | 2 | 78.40 | 51 | 7.40 | 3 | 167 | 54 | 21.53 |
| 1 | 180.00 | 85.60 | 26.42 | 4 | 96.10 | 163 | 6.60 | 3 | 234 | 870 | 26.42 |
| 1 | 168.80 | 54.20 | 19.02 | 2 | 70.30 | 83 | 5.00 | 1 | 171 | 45 | 19.02 |

### 나. 새로운 범주형 변수 만들기(ifelse문)

알바트로스에서는 ifelse문을 활용하여 범주형 변수를 생성할 수 있다. ifelse구문은 다음과 같이 작성한다.

ifelse(조건, 조건이 참일 때의 값, 조건이 거짓일 때의 값)

예를 들어, $x$ 값 1에 대하여 ifelse($x == 0$, 참, 거짓) 구문을 활용하면 "거짓"이라는 값을 도출한다. 조건문을 작성할 때, 결과 값이 문자인 경우 큰 따옴표("")와 함께 입력하여야 한다.

이제 앞서 생성된 연속형 BMI 변수를 사용하여 BMI의 범주형 변수(BMI_Factor)를 만들어보자.

| 범주(코딩값) | 값 범주 |
|---|---|
| 정상(1) | $BMI < 25$ |
| 과체중(2) | $25 \leq BMI < 30$ |
| 비만(3) | $BMI \geq 30$ |

① [Data Management] - [Data Handling] - [Make Variable]

두 개의 ifelse 구문을 활용하여 BMI 범주형 변수를 만들 수 있다.

[New variable name]에 새로 만들게 될 범주형 변수 (BMI_Factor)를 적어 준다. 다음으로 [Expression]에 다음과 같은 함수를 적어 준다.

ifelse(BMI 〈 25, 1, ifelse( BMI 〈 30, 2, 3))

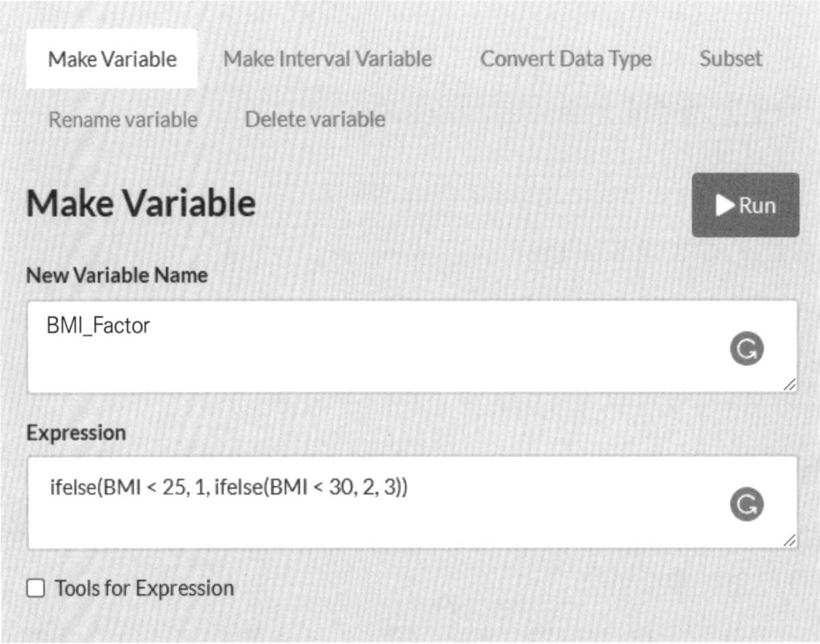


먼저, 첫 번째 BMI 〈 25 조건에 따라 BMI 값이 25 미만은 정상(1)으로 처리된다. 그렇지 않을 경우 두 번째 ifelse 구문에 따라 값이 부여된다. 즉, BMI값이 25 이상인 값에 대하여 30보다 작을 경우 과체중(2)으로 그렇지 않을 경우(30 이상일 경우) 비만(3)으로 구분된다. 결과는 다음과 같다.

| BMI_Factor | BMI |
|---:|---:|
| 1.00 | 21.23 |
| 2.00 | 27.17 |
| 1.00 | 21.39 |
| 1.00 | 23.46 |
| 1.00 | 21.53 |
| 2.00 | 26.42 |
| 1.00 | 19.02 |

ifelse 문을 작성할 때, 새로 생성되는 범주형 변수의 값은 반드시 숫자로 표기하는 것이 좋다. 왜냐하면, 그 변수를 다시 factor로 변환할 때 그 값이 숫자로 되어 있어야만 오류가 생기지 않기 때문이다.

### 다. Operator를 활용한 변환 변수 생성하기

[Tools for Expression]을 활용하면 간단한 변수 변환이 가능하다. 사용가능한 수식은 +, -, *, /, ^(지수), %/%(몫), %%(나머지), log(자연로그)가 있다.

**① [Data Management] - [Data Handling] - [Make Variable]**

로그 변환된 체질량지수 변수(LogBMI)를 만들어 보자. [Tools for Expression]을 체크하고 변수(BMI)와 [Operator]에서 [log]를 지정하면 자동으로 [Expression] 수식이 완성된다. ▶Run 실행 버튼을 통해 변수를 생성한다.

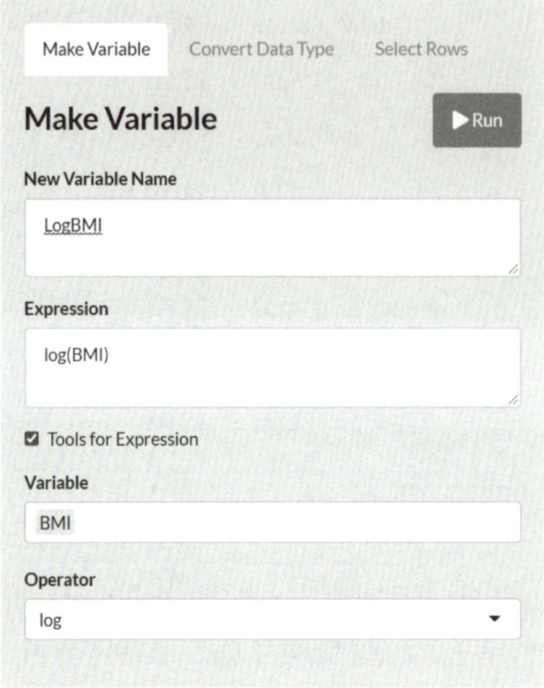


| HE_HP | HE_ht | HE_wt | HE_BMI | HE_obe | HE_wc | HE_glu | HE_HbA1c | HE_DM | HE_chol | HE_TG | BMI | LogBMI |
|---|---|---|---|---|---|---|---|---|---|---|---|---|
| 3 | 162.40 | 56.00 | 21.23 | 2 | 82.20 | 103 | 6.00 | 2 | 111 | 83 | 21.23 | 3.06 |
| 2 | 167.70 | 76.40 | 27.17 | 4 | 98.30 | 127 | 6.20 | 3 | 224 | 157 | 27.17 | 3.30 |
| 3 | 157.70 | 53.20 | 21.39 | 2 | 80.70 | 134 | 5.20 | 3 | 165 | 101 | 21.39 | 3.06 |
| 1 | 151.00 | 53.50 | 23.46 | 3 | 79.70 | 99 | 5.70 | 1 | 197 | 95 | 23.46 | 3.16 |
| 3 | 146.10 | 57.60 | 26.98 | 4 | 93.00 | 111 | 7.30 | 3 | 160 | 229 | 26.98 | 3.30 |
| 3 | 157.20 | 53.20 | 21.53 | 2 | 78.40 | 51 | 7.40 | 3 | 167 | 54 | 21.53 | 3.07 |
| 1 | 180.00 | 85.60 | 26.42 | 4 | 96.10 | 163 | 6.60 | 3 | 234 | 870 | 26.42 | 3.27 |
| 1 | 168.80 | 54.20 | 19.02 | 2 | 70.30 | 83 | 5.00 | 1 | 171 | 45 | 19.02 | 2.95 |

### 3) 변수 제거하기

분석의 편의를 위하여 사용하지 않는 변수는 제거할 수 있다. BMI 변수를 새롭게 만들었으므로 기존 BMI 변수(HE_BMI)를 제거해 보자.

① [Data Management] - [Data Handling] - [Delete Variable]

제거 변수를 선택한 후 ▶Run 실행한다.

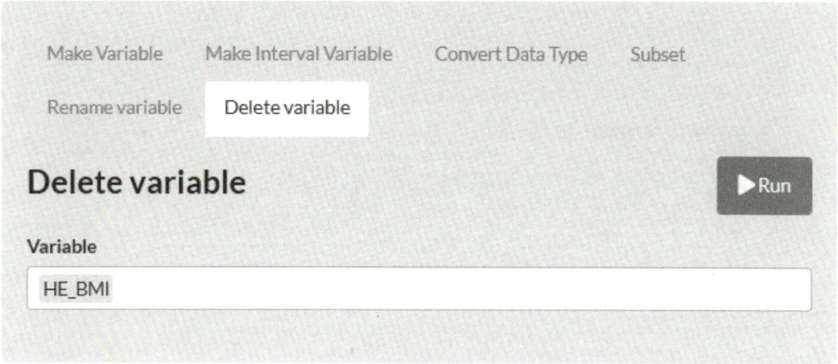


| HE_sbp3 | HE_dbp3 | HE_sbp | HE_dbp | HE_HP | HE_ht | HE_wt | HE_BMI | HE_obe | HE_wc | HE_glu | HE_HbA1c | HE_DM | HE_chol |
|---|---|---|---|---|---|---|---|---|---|---|---|---|---|
| 150 | 84 | 150 | 84 | 3 | 162.40 | 56.00 | 21.23 | 2 | 82.20 | 103 | 6.00 | 2 | 111 |
| 134 | 78 | 132 | 77 | 2 | 167.70 | 76.40 | 27.17 | 4 | 98.30 | 127 | 6.20 | 3 | 224 |
| 156 | 72 | 156 | 73 | 3 | 157.70 | 53.20 | 21.39 | 2 | 80.70 | 134 | 5.20 | 3 | 165 |
| 100 | 70 | 102 | 70 | 1 | 151.00 | 53.50 | 23.46 | 3 | 79.70 | 99 | 5.70 | 1 | 197 |

[변수 제거 전]

| HE_sbp3 | HE_dbp3 | HE_sbp | HE_dbp | HE_HP | HE_ht | HE_wt | HE_obe | HE_wc | HE_glu | HE_HbA1c | HE_DM | HE_chol |
|---|---|---|---|---|---|---|---|---|---|---|---|---|
| 150 | 84 | 150 | 84 | 3 | 162.40 | 56.00 | 2 | 82.20 | 103 | 6.00 | 2 | 111 |
| 134 | 78 | 132 | 77 | 2 | 167.70 | 76.40 | 4 | 98.30 | 127 | 6.20 | 3 | 224 |
| 156 | 72 | 156 | 73 | 3 | 157.70 | 53.20 | 2 | 80.70 | 134 | 5.20 | 3 | 165 |
| 100 | 70 | 102 | 70 | 1 | 151.00 | 53.50 | 3 | 79.70 | 99 | 5.70 | 1 | 197 |

[변수 제거 후]

### 4) 변수 이름 바꾸기

① [Data Management] - [Data Handling] - [Rename variable]

hn18_all 자료의 (marri_1) 변수의 이름을 (marri)로 바꾸어 보자. [Variable]

에 기존 변수를 선택한 후 [New Variable name]에 새로운 변수의 이름(marri)을 입력한다.

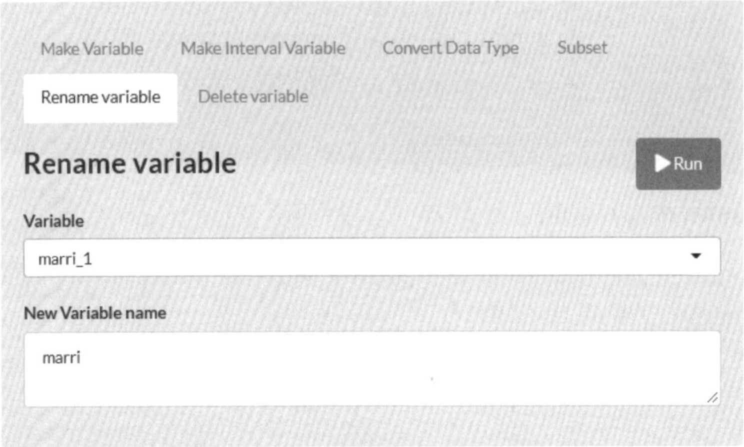


변수 이름이 marri_1에서 marri로 바뀌었음을 확인할 수 있다.

| ID | sex | age | ho_incm | edu | occp | marri |
|---|---|---|---|---|---|---|
| 1 | 1 | 80 | 1 | 3 | 7 | 1 |
| 2 | 1 | 78 | 4 | 4 | 1 | 1 |
| 3 | 2 | 75 | 4 | 3 | 7 | 1 |
| 4 | 2 | 43 | 4 | 4 | 1 | 2 |
| 5 | 2 | 80 | 1 | 1 | 7 | 1 |
| 6 | 2 | 71 | 1 | 4 | 7 | 1 |
| 7 | 1 | 44 | 3 | 4 | 1 | 1 |
| 8 | 2 | 42 | 3 | 4 | 6 | 1 |
| 9 | 2 | 13 | 3 | 1 | NA | 2 |
| 10 | 1 | 11 | 3 | 1 | NA | 2 |
| 11 | 1 | 36 | 4 | 4 | 1 | 1 |

### 5) 그룹변수 만들기

의학 및 보건학 분석에서는 소득 사분위수와 같이 연속형 변수를 그룹으로 구분하여 활용한다. 알바트로스에서는 [Make Interval Variable] 탭을 활용하면 그룹의 개수와 구분 방법에 따라 변수를 생성할 수 있다.

※ [Make Interval Variable]로 생성된 변수는 자동으로 Factor로 인식한다.

범주 구분 방법은 다음 세가지가 있으며, 특히 Equal-count 방법은 분위수와 같은 의미를 지니고 있으므로 K분위수를 활용하고자 하는 경우 K개의 Equal-count 그룹을 생성하면 된다.

| 방법 | 내용 |
|---|---|
| Equal-width | 그룹별 구간의 길이가 동일하다 |
| Equal-count | 그룹별 관측값의 수가 동일하다 |
| Natural breaks(K-means dustering) | 그룹별 관측값의 값이 비슷하다 |

① **[Data Management] - [Data Handling] - [Make Interval Variable] - [Equal-width]**

당화혈색소(HE_HbA1c) 변수를 구간의 길이가 동일한 4개의 그룹(Hba1cWidth)으로 분류하여 보자. [New Variable Name]에 새로운 변수의 이름을 입력, [Variable]에 범위 계산에 활용되는 변수를 선택, Number of intervals 바를 이동하여 원하는 그룹의 수에 옮겨 놓은 후, Equal-width 방법을 선택한다.

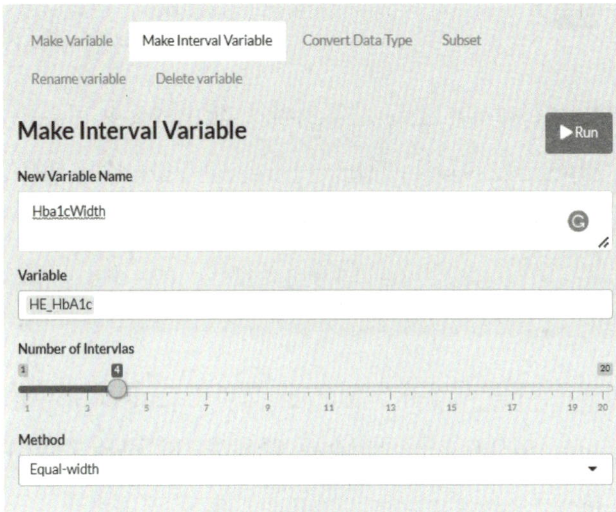


| HE_HbA1c | Hba1cWidth |
|---|---|
| 6.00 | 2 |
| 6.20 | 2 |
| 5.20 | 1 |
| 5.70 | 1 |
| 7.30 | 2 |
| 7.40 | 2 |
| 6.60 | 2 |
| 5.00 | 1 |
| NA | NA |

width 그룹별 당화혈색소 값을 요약하면 다음과 같다. 요약하는 방법은 제3장 제1항 수치형 변수의 요약에서 확인할 수 있다.

Group Results

| Hba1cWidth | N | missing data | n | mean | min | 1st Qu. | median | 3rd Qu. | max | sd | se |
|---|---|---|---|---|---|---|---|---|---|---|---|
| 1 | 5350 | 0 | 5350 | 5.4126 | 3.3000 | 5.2000 | 5.4000 | 5.6000 | 5.9000 | 0.2822 | 0.0039 |
| 2 | 1160 | 0 | 1160 | 6.5769 | 6.0000 | 6.1000 | 6.4000 | 6.9000 | 8.5000 | 0.6167 | 0.0181 |
| 3 | 90 | 0 | 90 | 9.4856 | 8.6000 | 8.9000 | 9.3000 | 9.8750 | 11.0000 | 0.6937 | 0.0731 |
| 4 | 11 | 0 | 11 | 12.1273 | 11.2000 | 11.5500 | 11.8000 | 12.5000 | 13.8000 | 0.8463 | 0.2552 |

각 그룹별 범위(max-min)는 그룹1은 2.6, 그룹2는 2.5, 그룹3은 2.4, 그리고 그룹4는 2.6으로 값에 분포에 따라 조금씩 차이는 있으나 비슷한 범위를 가지고 있다.

② [Data Management] - [Data Handling] - [Make Interval Variable] - [Equal-count]

당화혈색소(HE_HbA1c)변수를 사분위수에 기반한 4개의 그룹(Hba1cQuant)으로 분류하여 보자. 앞선 방법과 동일하며 Equal-count 방법을 선택한다.

실행 결과는 다음과 같다.

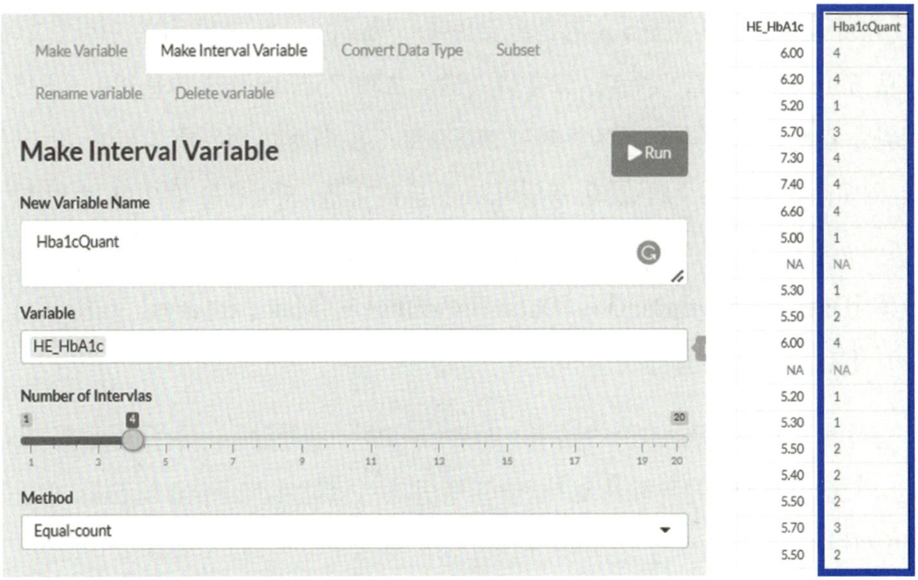


count(quant) 그룹별 당화혈색소 값을 요약하면 다음과 같다. 요약하는 방법은 제3장 제1항 수치형 변수의 요약에서 확인할 수 있다.

Percentile Results

| | 0% | 25% | 50% | 75% | 100% |
|---|---|---|---|---|---|
| HE_HbA1c | 3.3000 | 5.3000 | 5.5000 | 5.8000 | 13.8000 |

Group Results

| Hba1cQuant | N | missing data | n | mean | min | 1st Qu. | median | 3rd Qu. | max | sd | se |
|---|---|---|---|---|---|---|---|---|---|---|---|
| 1 | 2174 | 0 | 2174 | 5.1386 | 3.3000 | 5.1000 | 5.2000 | 5.3000 | 5.3000 | 0.1798 | 0.0039 |
| 2 | 1396 | 0 | 1396 | 5.4494 | 5.4000 | 5.4000 | 5.4000 | 5.5000 | 5.5000 | 0.0500 | 0.0013 |
| 3 | 1496 | 0 | 1496 | 5.6838 | 5.6000 | 5.6000 | 5.7000 | 5.8000 | 5.8000 | 0.0808 | 0.0021 |
| 4 | 1545 | 0 | 1545 | 6.6614 | 5.9000 | 6.0000 | 6.2000 | 6.9000 | 13.8000 | 1.0525 | 0.0268 |

당화혈색소의 25%, 50%, 75% 분위수 값은 각각 5.3, 5.5, 5.8이다. 그룹1은 25 이하인 그룹으로 3.3-5.3 범위를 갖는다. 그룹2는 25% 초과 50% 이하인 그룹으로 5.4-5.5 범위를 갖는다. 그룹3은 50% 초과 75% 이하인 그룹으로 5.6-5.8 범위를 갖는다. 그룹4는 75% 초과인 그룹으로 5.8-최댓값 범위를 갖는다. 각 그룹의 최댓값이 사분위수의 값과 동일하므로 분류가 잘 되었음을 확인할 수 있다.

③ [Data Management] - [Data Handling] - [Make Interval Variable] - [Natural breaks]

당화혈색소(HE_HbA1c) 변수를 서로 비슷한 관측값을 갖는 4개의 그룹(Hba1cClust)으로 분류하여 보자. 앞선 방법과 동일하며 Natural breaks 방법을 선택한다.

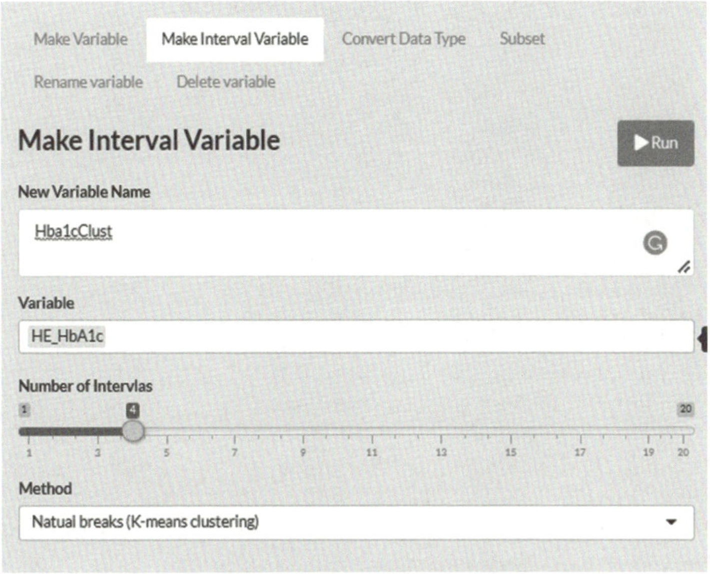


| HE_HbA1c | Hba1cClust |
|---|---|
| 6.00 | 2 |
| 6.20 | 2 |
| 5.20 | 1 |
| 5.70 | 1 |
| 7.30 | 3 |
| 7.40 | 3 |
| 6.60 | 2 |
| 5.00 | 1 |
| NA | NA |
| 5.30 | 1 |
| 5.50 | 1 |
| 6.00 | 2 |
| NA | NA |
| 5.20 | 1 |
| 5.30 | 1 |
| 5.50 | 1 |
| 5.40 | 1 |
| 5.50 | 1 |
| 5.70 | 1 |
| 5.50 | 1 |

Natural breaks 그룹별 당화혈색소 값의 분포는 다음과 같다. 요약하는 방법은 제3장 제1항 수치형 변수의 요약에서 확인할 수 있다. Equal count, equal width와 범위의 합을 비교해 보면, Natural breaks만 10으로 다른 방법들(10.2)보다 작음을 확인할 수 있었다.

독자가 필요에 따라 그에 맞는 기능을 사용하는 것이 좋겠다.

# 3 통계분석

## 1. 기술 통계 [Basic Analysis]

적절한 통계학 방법을 적용하기 위해서는 먼저 수집된 자료의 형태를 파악하여야 한다. 그림과 수치를 통해 정보를 요약하여 자료를 살펴볼 수 있으며 알바트로스는 [Basic Analysis]에서 의학 및 보건 분야에서 사용하는 주요 기술 통계 방법을 다루고 있다. 자세한 내용은 서론 통계이론에서 확인할 수 있다.

### 1) 수치형 변수의 요약 [Descriptive Statistics]

알바트로스는 대푯값으로 평균과 중앙값을 산포도로 표준편차(standard deviation)를 계산하고 있으며 최솟값과 최댓값도 함께 제시하고 있다.

#### 가. 개별 변수의 요약

hn18_all 자료(혹은 hn18_health 와 hn18_info 를 결합한 자료)를 활용하여 응답자들의 키 (HE_ht) 변수를 요약해 보자.

① [Basic Analysis] - [Descriptive Statistics] - [Data Summary]

[Variable] 탭에 변수를 추가한 후 ▶Run 실행 버튼을 통해 수치형 변수를 요약한다. 변수는 한 개만 선택할 수 있으며 결과는 Data Summary 페이지에서 확인할 수 있다.

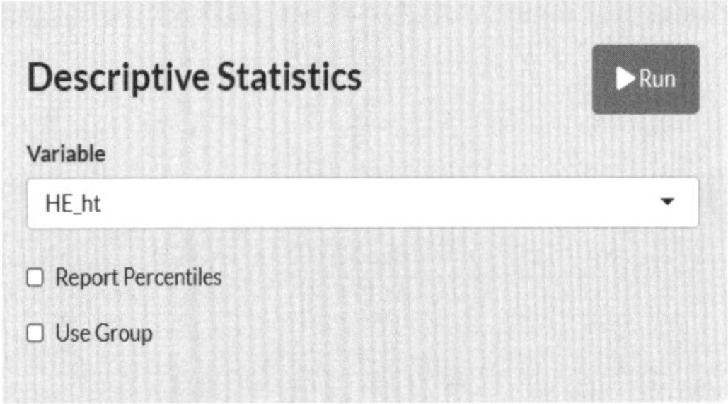


Variable : HE_ht

Data Summary Variable Histogram

Variable Results

| | N | missing data | n | mean | min | 1st Qu. | median | 3rd Qu. | max | sd | se |
|---|---|---|---|---|---|---|---|---|---|---|---|
| HE_ht | 7992 | 399 | 7593.0000 | 158.0956 | 72.5000 | 153.5000 | 161.3000 | 169.2000 | 195.0000 | 18.4896 | 0.2122 |

전체 7,992명 중 결측값은 399명, 응답자는 7,593명이었으며 키의 평균(mean)은 158.1cm, 최솟값(min)은 72.5cm, 중앙값(median)은 161.3cm, 최댓값(max)은 195.0cm, 응답자 키의 표준편차(sd)는 18.5cm이다.

### 나. 그룹별 변수 요약

[Use Group]을 활성화하면 개별 변수와 동일한 방법으로 그룹별 요약이 가능하다. 성(sex)과 교육수준(edu)에 따른 체중(HE_wt) 변수를 요약해 보자.

① **[Basic Analysis] - [Descriptive Statistics] - [Use Group](단일선택) - [Data Summary]**

[Use Group]을 체크한 후 그룹변수인 [sex]를 선택한 후 ▶Run 을 클릭한다. 결과 값은 Data Summary에서 확인할 수 있으며 전체와 그룹에 따른 요약 값이 계산된다. 성별에 따른 체중 변수를 요약해 보자.

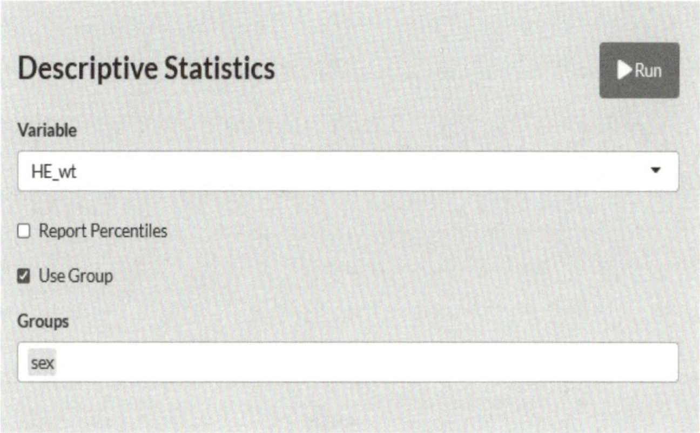


Variable : HE_wt

Data Summary | Variable Histogram | Group Histogram

Variable Results

| | N | missing data | n | mean | min | 1st Qu. | median | 3rd Qu. | max | sd | se |
|---|---|---|---|---|---|---|---|---|---|---|---|
| HE_wt | 7992 | 357 | 7635.0000 | 59.1748 | 8.6000 | 51.3000 | 60.0000 | 70.1000 | 144.2000 | 17.8715 | 0.2045 |

Group Results

| sex | n | mean | min | median | max | sd | se |
|---|---|---|---|---|---|---|---|
| 1 | 3451 | 64.9942 | 8.8000 | 67.9000 | 144.2000 | 19.8774 | 0.3384 |
| 2 | 4184 | 54.3750 | 8.6000 | 55.6000 | 135.4000 | 14.3537 | 0.2219 |

전체 7,992명 중 결측값은 357명, 응답자는 7,635명이었으며 남성(1)은 3,451명, 여성(2)은 4,184명이었다. 남성(1)의 평균 몸무게는 65.0kg, 최소 몸무게는 8.8kg, 최대 몸무게는 144.2kg, 중앙값은 67.9kg, 몸무게의 표준편차는 19.9kg이다. 여성(2)의 평균 몸무게는 54.4kg, 최소 몸무게는 8.6kg, 최대 몸무게는 135.4kg, 중앙값은 55.6kg, 몸무게의 표준편차는 14.4kg이다.

② [Basic Analysis] - [Descriptive Statistics] - [Use Group]**(다중선택)** - [Data Summary]

그룹변수는 다중선택이 가능하다. 성과 교육 수준에 따른 체중 변수를 요약해 보자. [Use Group]을 체크한 후 그룹 변수인 (sex) (edu)를 선택한 후 ▶Run 을 클릭한다.

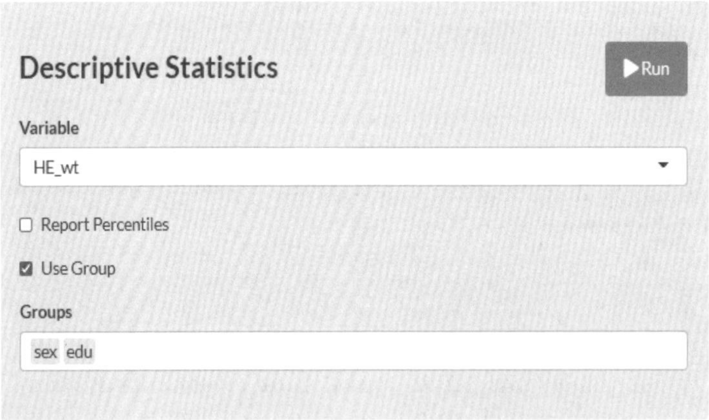

Variable : HE_wt

Data Summary　Variable Histogram　Group Histogram

Variable Results

| | N | missing data | n | mean | min | 1st Qu. | median | 3rd Qu. | max | sd | se |
|---|---|---|---|---|---|---|---|---|---|---|---|
| HE_wt | 7992 | 357 | 7635.0000 | 59.1748 | 8.6000 | 51.3000 | 60.0000 | 70.1000 | 144.2000 | 17.8715 | 0.2045 |

Group Results

| sex | edu | n | mean | min | median | max | sd | se |
|---|---|---|---|---|---|---|---|---|
| 1 | 1 | 946 | 44.9360 | 8.8000 | 48.0500 | 102.8000 | 22.3649 | 0.7271 |
| 2 | 1 | 1385 | 45.8843 | 8.6000 | 50.4000 | 96.3000 | 17.9606 | 0.4826 |
| 1 | 2 | 350 | 68.9771 | 46.7000 | 68.1000 | 111.1000 | 11.5505 | 0.6174 |
| 2 | 2 | 435 | 58.9402 | 37.5000 | 58.0000 | 93.2000 | 9.2058 | 0.4414 |
| 1 | 3 | 959 | 72.1084 | 39.4000 | 70.6000 | 144.2000 | 12.4489 | 0.4020 |
| 2 | 3 | 1064 | 59.1230 | 35.9000 | 57.6000 | 121.5000 | 9.9140 | 0.3039 |
| 1 | 4 | 1057 | 74.5163 | 45.8000 | 73.8000 | 127.3000 | 11.4820 | 0.3532 |
| 2 | 4 | 1158 | 58.0011 | 35.7000 | 56.3000 | 135.4000 | 9.7573 | 0.2867 |

전체 7,992명 중 결측값은 357명, 응답자는 7,635명이다. 초졸 이하 남성(sex==1, edu==1)은 946명이며 평균 몸무게는 45.0kg, 최소 몸무게는 8.8kg, 최대 몸무게는 102.8kg, 중앙값은 48.1kg이며, 몸무게의 표준편차는 22.4kg이다. 초졸 이하 여성(sex==2, edu==1)은 1,385명이며 평균 몸무게는 45.9kg, 최소 몸무게는 8.6kg, 최대 몸무게는 96.3kg, 중앙값은 50.4kg, 표준편차는 18.0kg으로 나타났다.

### 다. 분위수 요약

① [Basic Analysis] - [Descriptive Statistics] - [Report Percentiles]

원하는 분위수를 설정하여 요약할 수 있다. 당화혈색소(HE_HbA1c)의 90백분위수, 95백분위수, 99백분위수를 알아보고 싶다면 [Report Percentiles]을 클릭하여 활성화한 후 0.9, 0.95, 0.99를 입력하면 된다.

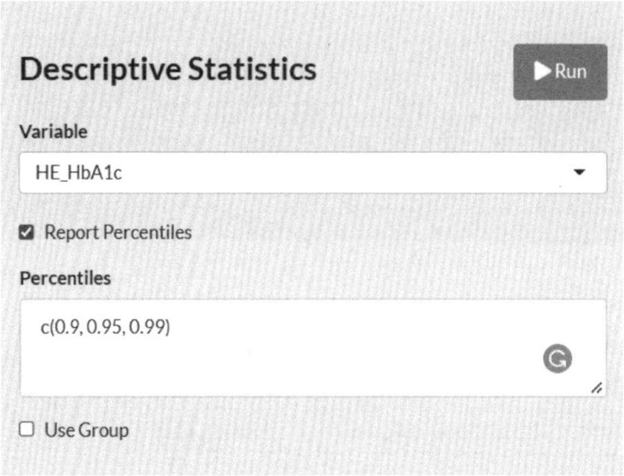


분위수 산출 결과는 다음과 같다.

### Percentile Results

| | 90% | 95% | 99% |
|---|---|---|---|
| HE_HbA1c | 6.4000 | 7.0000 | 9.2000 |

당화혈색소는 수치가 6.5% 이상이면 당뇨로 진단될 수 있다. 당화혈색소의 90백분위수는 6.4%, 95백분위수는 7.0%, 99백분위수는 9.2%로 나타났다.

② [Basic Analysis] - [Descriptive Statistics] - [Report Percentiles] and [Use Group]

이번에는 앞서 만들어 둔 (Hba1cClust) 그룹별 당화혈색소(HE_HbA1c)의 90백분위수, 95백분위수, 99백분위수를 알아 보자. [Report Percentiles]을 클릭하여 활성화한 후 0.9, 0.95, 0.99를 입력하고 [Groups]에 그룹변수 (Hba1cClust)를 선택한 후 실행한다.

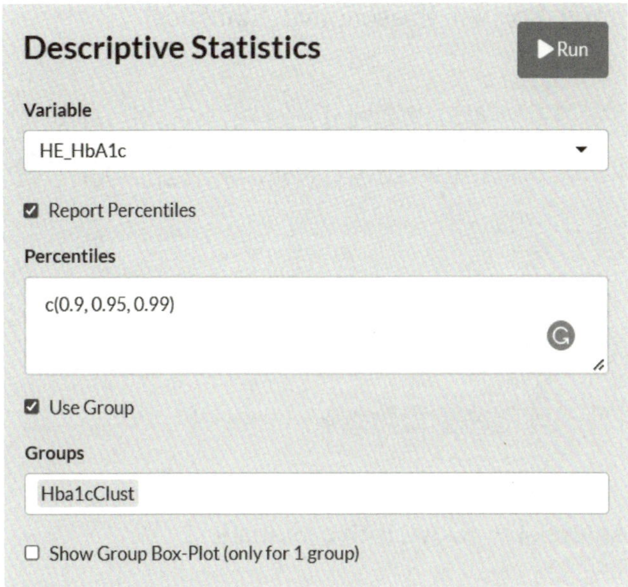


Group Percentile Results

| Hba1cClust | 90% | 95% | 99% |
|---|---:|---:|---:|
| 1 | 5.5000 | 5.5000 | 5.5000 |
| 2 | 6.2000 | 6.3000 | 6.4000 |
| 3 | 7.9000 | 8.1000 | 8.3000 |
| 4 | 10.9200 | 11.6200 | 13.1920 |
| NA | NA | NA | NA |

산출 결과, 그룹1의 90백분위수, 95백분위수, 99백분위수는 모두 5.5%이다. 그룹2의 90백분위수는 6.2%, 95백분위수는 6.3%, 99백분위수는 6.4%이다. 그룹3

의 90백분위수는 7.9%, 95백분위수는 8.1%, 99백분위수는 8.3%이다. 그룹4의 90백분위수는 10.92%, 95백분위수는 11.62%, 99백분위수는 13.192%이다.

### 2) Histogram과 Boxplot [Descriptive Statistics]

분포는 변수가 가지는 값의 범위에서 어떻게 퍼져 있는지를 나타낸다. 수치형 변수의 경우 히스토그램(Histogram)과 상자그림(Boxplot)을 통해 자료의 분포를 그림으로 요약할 수 있다.

#### 가. 단일변수의 histogram과 boxplot

모든 응답자의 키의 분포를 살펴보자.

① [Basic Analysis] - [Descriptive Statistics]

[Variable]에서 (HE_ht)를 선택한 뒤 ▶Run 실행한다.

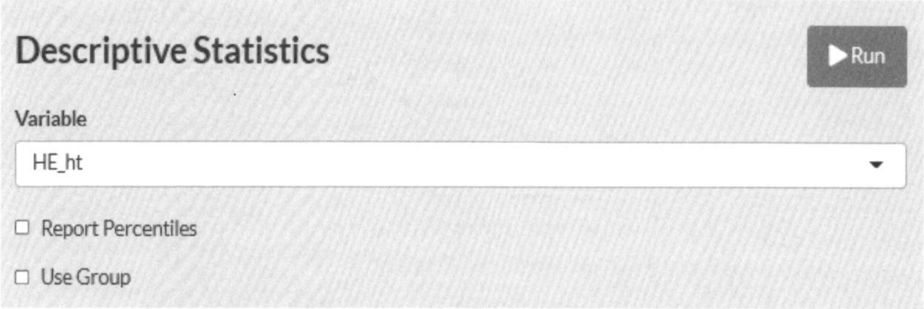


② [Basic Analysis] - [Descriptive Statistics] - [Variable Histogram]

실행 결과 [Variable Histogram] 페이지에서 히스토그램을 확인할 수 있다. 히스토그램 하단의 버튼을 사용하면 그림을 저장할 수 있다.

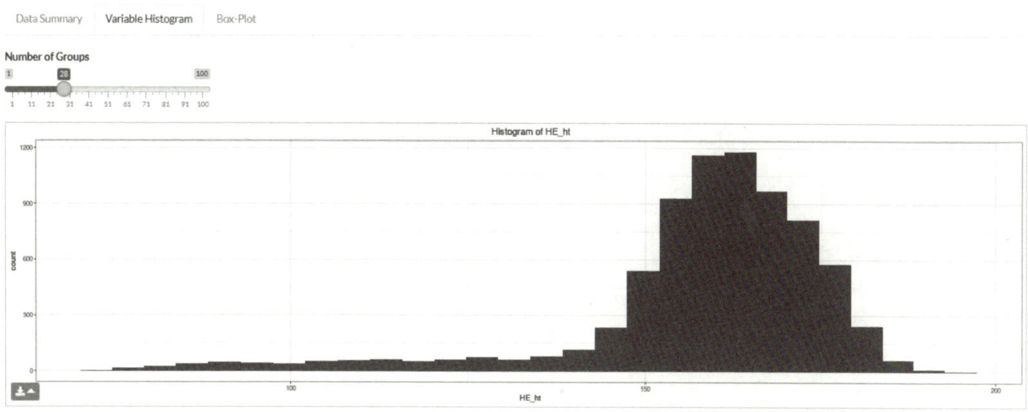


상단의 Number of Groups 바를 이용하여 히스토그램의 간격을 조절할 수 있다. 그룹의 수를 81로 설정한 후 다시 실행시키면 다음과 같은 히스토그램을 그릴 수 있다.

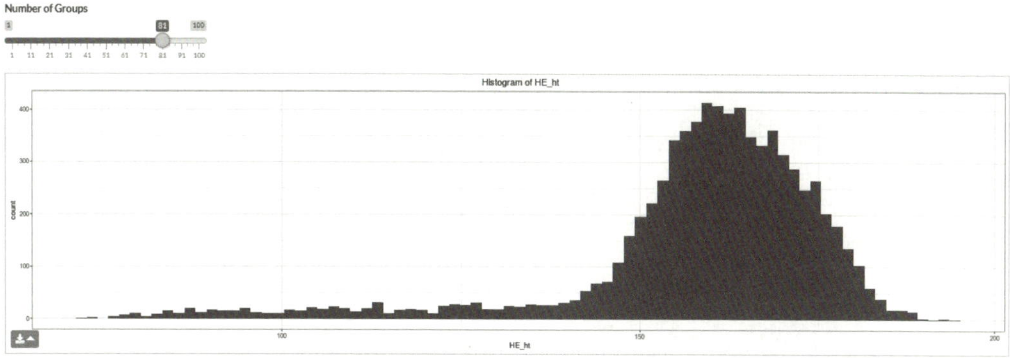


③ [Basic Analysis] - [Descriptive Statistics] - [Box Plot]

실행 결과 [Box Plot] 페이지에서 상자그림을 확인할 수 있다. 상자그림 하단의 버튼을 사용하면 그림을 저장할 수 있다.

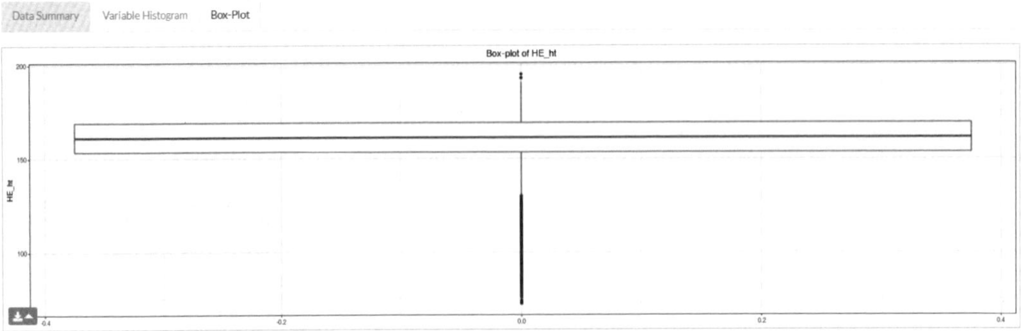


## 나. 그룹별 histogram과 boxplot (하나의 그룹변수)

① [Basic Analysis] - [Descriptive Statistics] - [Use Group]

[Use Group]을 활성화하고 그룹변수를 입력한 후 ▶Run 실행한다. [Show Group Box-Plot (only for 1 group)]을 선택하면 그룹별 상자그림도 그릴 수 있다. 함께 클릭한 후 실행하여 보자.

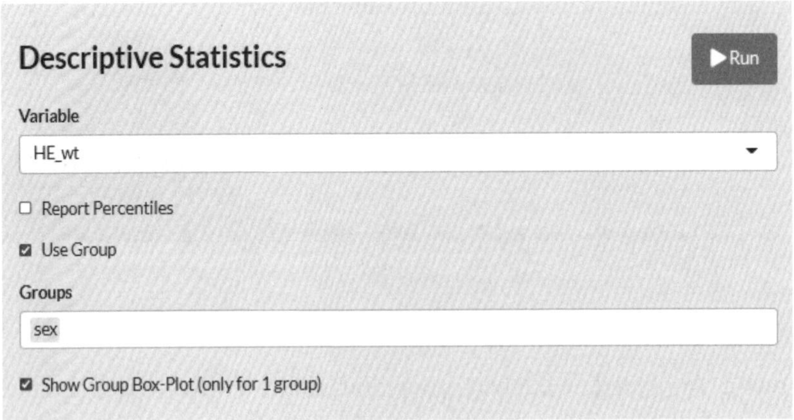

② [Basic Analysis] - [Descriptive Statistics] - [Use Group] - [Group Histogram]

Group Histogram 결과창의 [Select Histogram]에서 그룹을 지정하고 Append Histogram 클릭하면 선택된 그룹의 히스토그램이 나타난다. 남성과 여성의 몸무게의 분포를 확인할 수 있다.

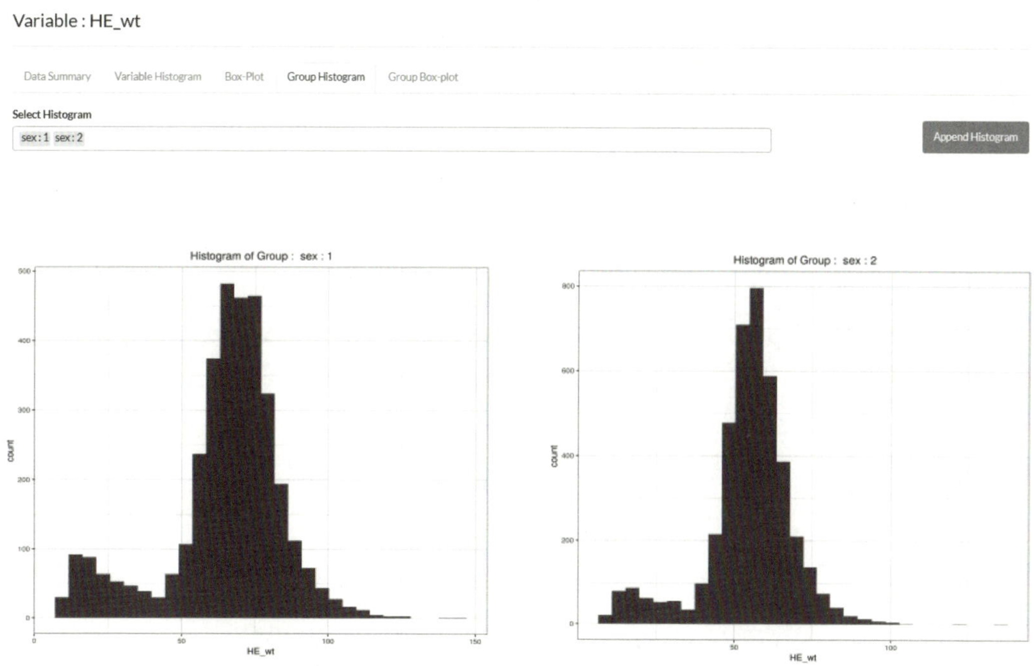


③ [Basic Analysis] - [Descriptive Statistics] - [Use Group] - [Group Box plot]

[Group Box plot] 페이지에서 그룹별 상자그림을 확인할 수 있다.

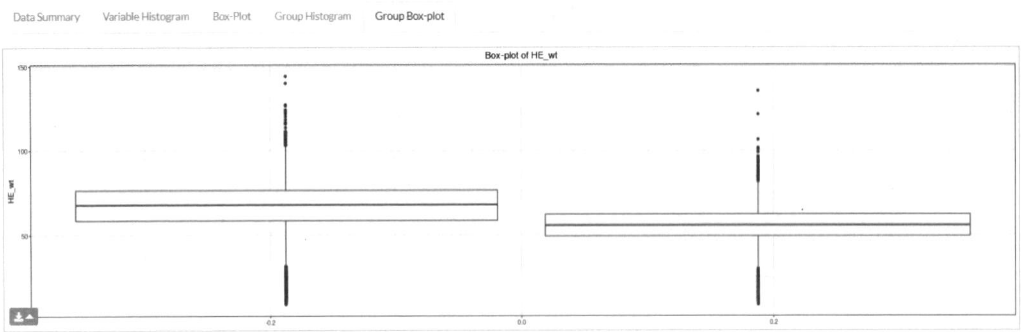


### 다. 그룹별 histogram (여러 개 그룹변수 선택)

※ 현재 알바트로스에서는 그룹변수가 하나일 때만 그룹별 상자그림이 가능하다.

① [Basic Analysis] - [Descriptive Statistics] - [Use Group]

대졸 이상 남성과 여성의 몸무게의 분포를 비교해 보자. Use Group을 활성화하고 두 개의 그룹변수(sex) (edu)를 입력한 후 ▶Run 실행한다.

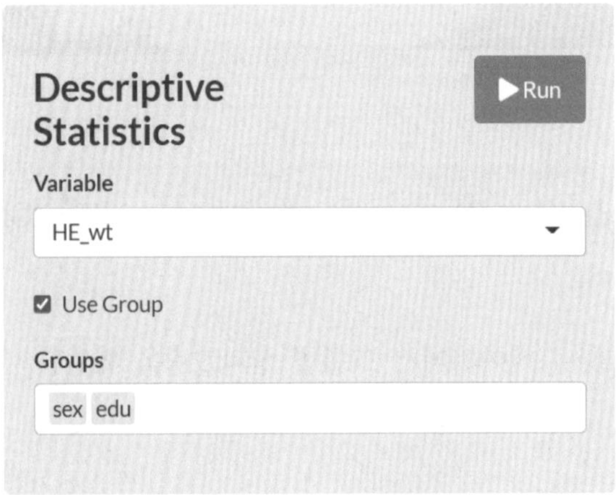

② [Basic Analysis] - [Descriptive Statistics] - [Use Group] - [Group Histogram]

[Group Histogram] 페이지의 [Select Histogram]에서 [sex:1/edu:4]와 [sex:2/edu:4]를 선택하고 Append Histogram 클릭한다.

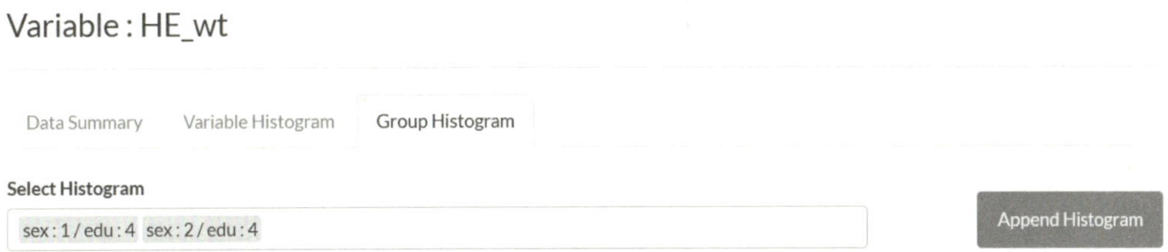


아래 그림에서 대졸 이상 남성과 여성의 몸무게의 분포를 확인할 수 있다.

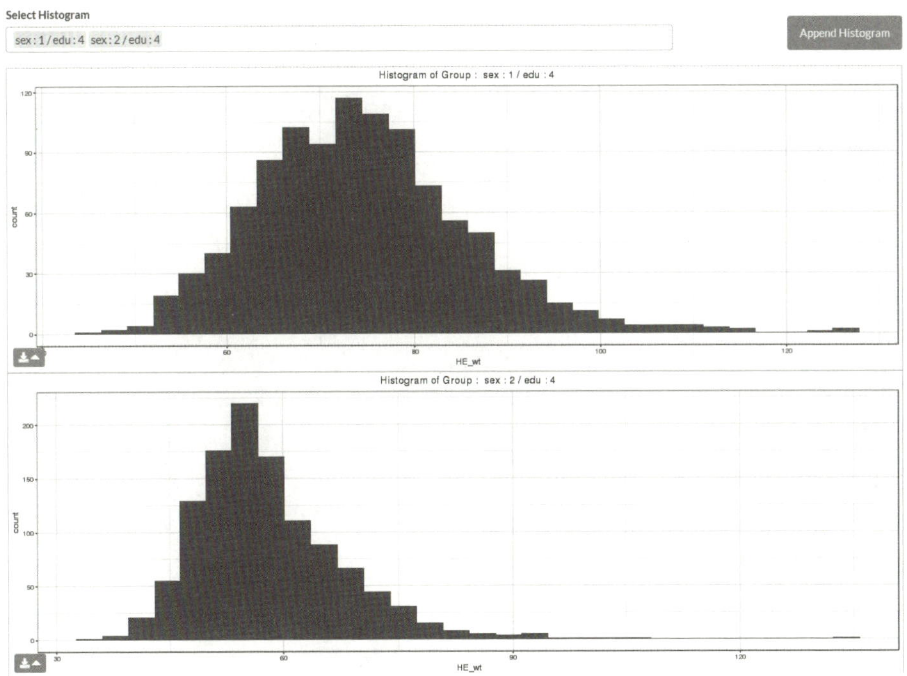

### 3) 범주형 변수의 분포 알아보기 [Frequency Analysis]

범주형 변수의 경우 도수분포표, 분할표, 막대그래프 혹은 파이차트를 활용하여 자료의 분포를 파악할 수 있다. 알바트로스는 빈도표와 막대그래프를 작성해 준다. 응답자의 현재 흡연여부(BS3_1) 분포를 살펴보자.

#### 가. 도수분포표와 막대그래프

도수(빈도)분포표(Frequency Table)는 각각의 범주에 대한 도수(빈도)와 상대도수, 누적도수 등을 함께 나타낸 표이다. 도수분포표를 이용하여 범주형 자료를 하나의 표로 요약할 수 있다. 알바트로스는 각 계급의 빈도와 백분율을 표로 제시한다. 막대그래프는 막대의 높이가 각 범주의 도수를 나타내도록 그린 그래프이다.

① [Basic Analysis] - [Frequency Analysis] - [Data Summary], [Chart]

[Row Variable]에 분석 변수(흡연여부, BS3_1)를 입력 또는 선택하고 ▶Run 실행한다. Data Summary 페이지에는 도수분포표가, Chart 페이지에는 막대그래프가 작성된다.

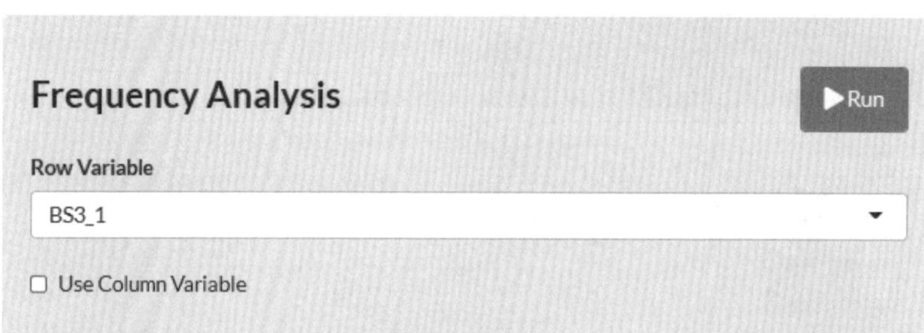

## Row Variable : BS3_1

Data Summary | Chart

### Frequency Table

| | Freqeuncy | Freq Percent |
|---|---|---|
| 1 | 959 | 13 |
| 2 | 173 | 2 |
| 3 | 1356 | 18 |
| 8 | 5100 | 67 |
| 9 | 52 | 1 |

## Frequency Analysis

▶Run

**Row Variable**

BS3_1

☐ Use Column Variable

Row Variable : BS3_1

Data Summary | Chart

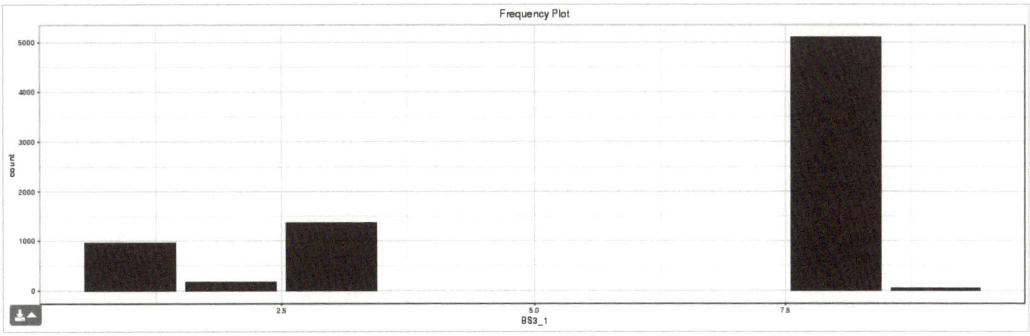

평생 담배를 피운 적 없다고 응답한 사람(BS3_1==8)이 5,100명으로 전체 67%로 가장 많았다. 다음으로 과거엔 피웠으나 현재는 피우지 않는다고 응답한 사람(BS3_1==3)이 1,356명(18%)으로 나타났으며, 매일 피운다고 응답한 사람은 959명(13%)이고 가끔 피운다고 응답한 사람(BS3_1==2)은 173명으로 가장 적었다. 모름 혹은 무응답은 52명이었다.

## 나. 분할표와 막대그래프

분할표는 두 개 이상의 명목형 혹은 순서형 변수에 대한 2차원 또는 다차원 형태의 도수분포표이다. 알바트로스는 빈도 분할표를 제시하며 행 백분율(Row Percent), 열 백분율(Column Percent), 전체 백분율(Percent)을 추가로 선택할 수 있다.

### ① [Basic Analysis] - [Frequency Analysis] - [Data Summary], [Chart]

[Use Column Variable]을 활용하면 분할표와 그룹별 막대그래프를 작성할 수 있다. [Row Variable]과 [Column Variable]에 입력된 변수들이 행과 열이 되어 분할표가 작성된다. 성별에 따른 현재 흡연여부 분할표를 작성하여 보자. [Row Variable]로 선택된 변수의 계급이 행에 표시되며 [Colum Variable]로 선택된 변수의 계급이 열이 되는 빈도표가 작성된다. [Row Variable]로 현재 흡연 여부(BS3_1) 변수를 지정하고, [Column Variable]로 성별(sex)을 선택한 후 ▶Run 실행한다.

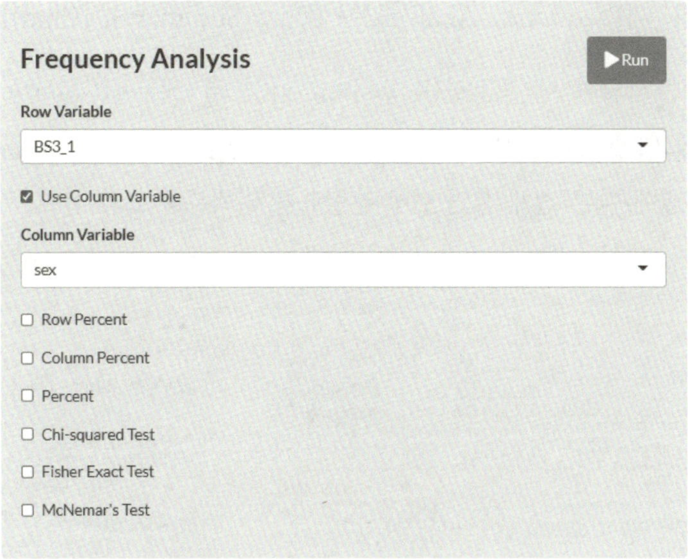


Row Variable : BS3_1 , Colu

Data Summary | Chart

Frequency Table

| | 1 | 2 | Total |
|---|---|---|---|
| 1 | 813 | 146 | 959 |
| 2 | 110 | 63 | 173 |
| 3 | 1149 | 207 | 1356 |
| 8 | 1360 | 3740 | 5100 |
| 9 | 21 | 31 | 52 |
| Total | 3453 | 4187 | 7640 |

Row Variable : BS3_1 , Column Variable : sex

Data Summary | Chart

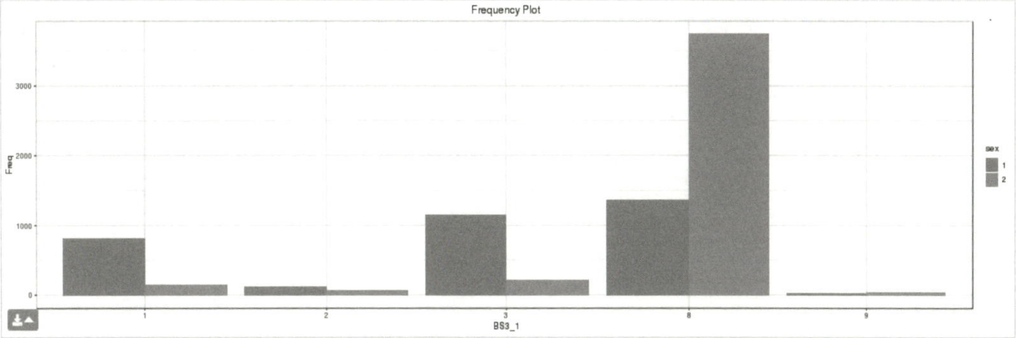


매일 담배를 피우는 남성(BS3_1==1, sex==1)은 813명이며, 매일 담배를 피우는 여성(BS3_1==1, sex==2)은 146명이다. 모름 혹은 무응답 남성은 21명, 여성은 31명이었다. 그래프를 보면 여성의 경우 평생 담배를 피우지 않은 응답자가 대다수이며, 남성의 경우 과거에 피웠으나 현재 피우지 않은 응답자와 평생 담배를 피우지 않은 응답자가 비슷함을 알 수 있다.

② [Basic Analysis] - [Frequency Analysis] - [Data Summary], [Chart]

기본적으로 빈도가 표시되며 행 백분율(Row Percent), 열 백분율(Column Percent), 전체 빈도에 대한 백분율(Percent)을 옵션으로 사용하면 옵션에 따른 분할표가 생성된다. 성별에 따른 전체 흡연 여부 분할표를 열백분율 표와 함께 작성하여 보자.

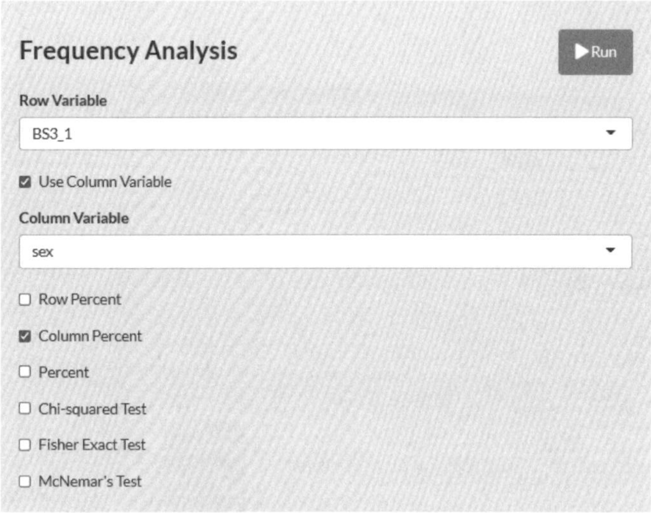


Row Variable : BS3_1 ,

Data Summary　Chart

Frequency Table

| | 1 | 2 | Total |
|---|---|---|---|
| 1 | 813 | 146 | 959 |
| 2 | 110 | 63 | 173 |
| 3 | 1149 | 207 | 1356 |
| 8 | 1360 | 3740 | 5100 |
| 9 | 21 | 31 | 52 |
| Total | 3453 | 4187 | 7640 |

Column Percent Table

| | 1 | 2 |
|---|---|---|
| 1 | 23.5447 | 3.4870 |
| 2 | 3.1856 | 1.5047 |
| 3 | 33.2754 | 4.9439 |
| 8 | 39.3860 | 89.3241 |
| 9 | 0.6082 | 0.7404 |

## 2. 범주형 자료의 분석 [Frequency Analysis]

분석할 변수들이 범주형일 경우 범주형 자료 분석 방법을 활용한다. 예를 들어, BMI 수준이 현재 흡연 여부와 연관이 있는지 분석하고자 하는 경우 활용되는 통계 방법이다. 일반적으로 분할표의 비율이 활용된다.

### 1) 두 변수간의 독립성 검정-카이제곱검정 [Chi-squared test]

카이제곱검정(Chi-squared test)이란 두 범주형 변수들의 연관성을 검정하는 방법이다. 소득에 따라 주관적인 건강평가에 차이가 있는지 알아보자.

$H_0$ : 두 변수는 서로 독립이다. (관련이 없다)

$H_1$ : 두 변수는 독립이 아니다. (관련이 있다)

① [Data Management] - [Subset]

두 변수 사이의 관계를 살펴보기 전 결측값은 제거하여야 한다. 현재 주관적 건강평가(D_1_1)의 결측 범주가 9로 되어 있으므로 9를 제외한 자료를 생성하기 위해 D_1_1!=9라는 조건식을 [Expression]에 적어 준다.

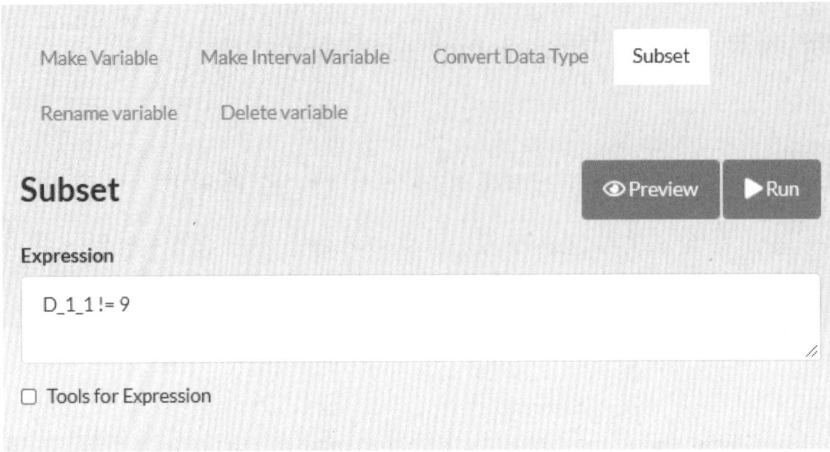


② [Basic Analysis] - [Frequency Analysis] - [Chi-squared Test]

행변수로 소득 사분위수(ho_incm) 변수를, 열변수로 주관적 건강평가(D_1_1) 변수를 선택하며 [Chi-Squared Test]을 ▶Run 실행한다. 빈도표와 함께 검정 결과가 출력된다.

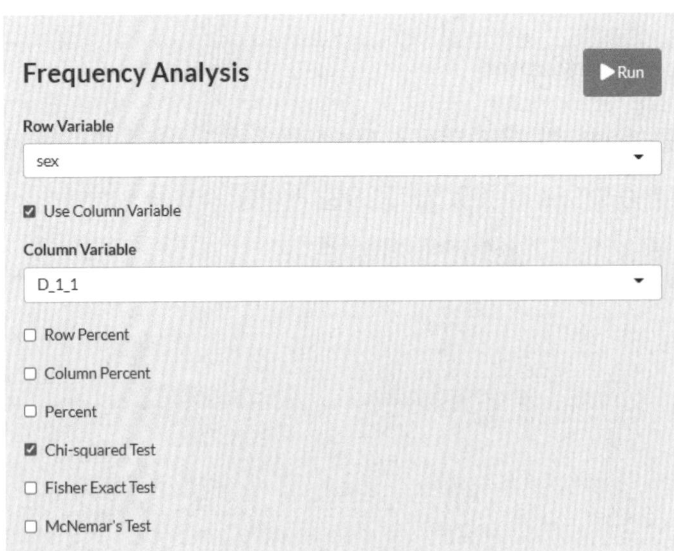

Row Variable : sex , Column Variable : D_1_1

Data Summary    Chart

Frequency Table

| | 1 | 2 | 3 | 4 | 5 | Total |
|---|---|---|---|---|---|---|
| 1 | 340 | 986 | 1525 | 398 | 83 | 3332 |
| 2 | 362 | 1058 | 1899 | 565 | 183 | 4067 |
| Total | 702 | 2044 | 3424 | 963 | 266 | 7399 |

Pearson's Chi-squared

| X-squared | df | p-value |
|---|---|---|
| 37.9935 | 4.0000 | 0.0000 |

이때의 귀무가설과 대립가설은 다음과 같다.

$H_0$ : 소득 사분위수와 주관적 건강평가 사이에는 관련이 없다.

$H_1$ : 소득 사분위수와 주관적 건강평가 사이에는 관련이 있다.

X-squared 값은 37.99이고 유의확률(p-value)이 < 0.001로 유의수준 0.05보다 작으므로 귀무가설을 기각한다. 따라서, 95% 신뢰수준에서 소득에 따라 주관적 건강평가의 차이가 있다고 할 수 있다.

### 2) 두 변수간의 독립성 검정-Fisher 정확 검정 [Fisher exact test]

두 집단의 비율을 비교하는 카이제곱검정을 활용하기 위해서는 각 범주의 기대

빈도가 5 이상이어야 한다. 만약, 조건을 만족하지 않을 경우 Fisher의 정확검정을 활용할 수 있다. 성별에 따른 고혈압 유병 여부에 차이가 있는지 정확검정을 통해 살펴보자. 이때, 귀무가설과 대립가설은 다음과 같다.

$H_0$ : 두 변수는 서로 독립이다. (관련이 없다)

$H_1$ : 두 변수는 독립이 아니다. (관련이 있다.)

① [Data Management] - [Subset]

빈도표의 한 셀의 값을 5 이하로 만들기 위하여 관측값이 10개인 자료를 생성한다. ID<=10의 수식을 [Expression]에 적어 준다.

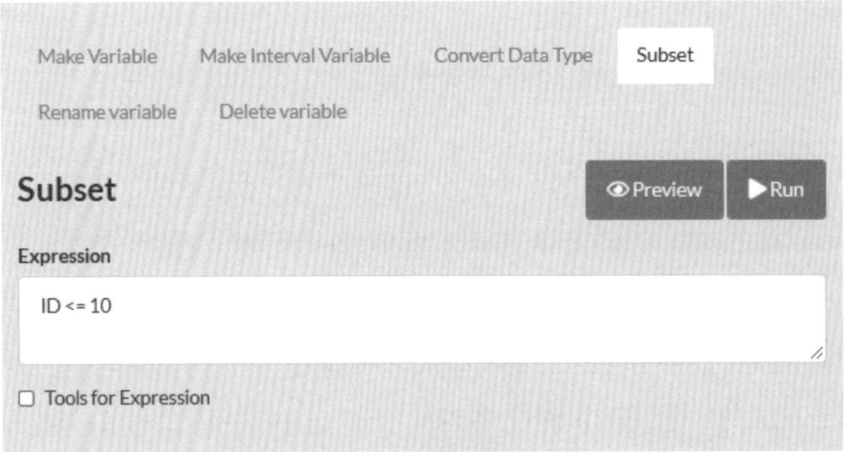


② [Basic Analysis] - [Frequency Analysis] - [Fisher Exact Test]

행변수로 성별(sex) 변수를, 열변수로 고혈압 유병여부(HE_HP) 변수를 선택하며 [Fisher Exact Test]를 ▶Run 실행한다. 빈도표와 함께 검정 결과가 출력된다.

**Frequency Analysis** ▶Run

**Row Variable**

sex ▾

☑ Use Column Variable

**Column Variable**

HE_HP ▾

☐ Row Percent

☐ Column Percent

☐ Percent

☐ Chi-squared Test

☑ Fisher Exact Test

☐ McNemar's Test

## Row Variable : sex , Colu

Data Summary | Chart

### Frequency Table

| | 1 | 2 | 3 | Total |
|---|---|---|---|---|
| 1 | 1 | 1 | 1 | 3 |
| 2 | 2 | 0 | 3 | 5 |
| Total | 3 | 1 | 4 | 8 |

### Fisher Exact Test

| p-value | Alternative |
|---|---|
| 0.6786 | two.sided |

이때, 귀무가설과 대립가설은 다음과 같다.

$H_0$ : 고혈압 유병 여부는 성별과 관련이 없다.

$H_1$ : 고혈압 유병 여부는 성별과 관련이 있다.

p-value는 0.68로 유의수준 0.05보다 크므로 귀무가설을 기각할 수 없다. 따라서, 95% 신뢰수준에서 성별에 따라 고혈압 유병 여부에 차이가 있다고 할 수 없다.

### 3) 짝지은 그룹 간의 비율 비교 [McNemar's test]

카이제곱검정과 Fisher의 정확검정은 독립된 두 집단의 비율을 비교한다. 만약, 치료제의 투약 전과 후의 발작 발생 여부와 같이 하나의 집단에서 반복 측정된 결과의 비율을 비교하고자 하는 경우 McNemar 검정을 수행하여야 한다. hn18_paired 자료를 사용하여 치료제 투약 전(before)과 후(after)의 발작 발생 여부를 알아보자.

$H_0$ : 치료제 투약 전과 후의 발작 여부는 차이가 없다 (관련이 없다)

$H_1$ : 치료제 투약 전과 후의 발작 여부는 차이가 있다 (관련이 있다)

① [Basic Analysis] - [Frequency Analysis] - [McNemar's Test]

행변수로 치료제 투약 전의 발작 여부(before) 변수를, 열변수로 치료제 투약 후의 발작 여부(after) 변수를 선택하며 [McNemar's Test]를 ▶Run 실행한다. 빈도표와 함께 검정 결과가 출력된다.

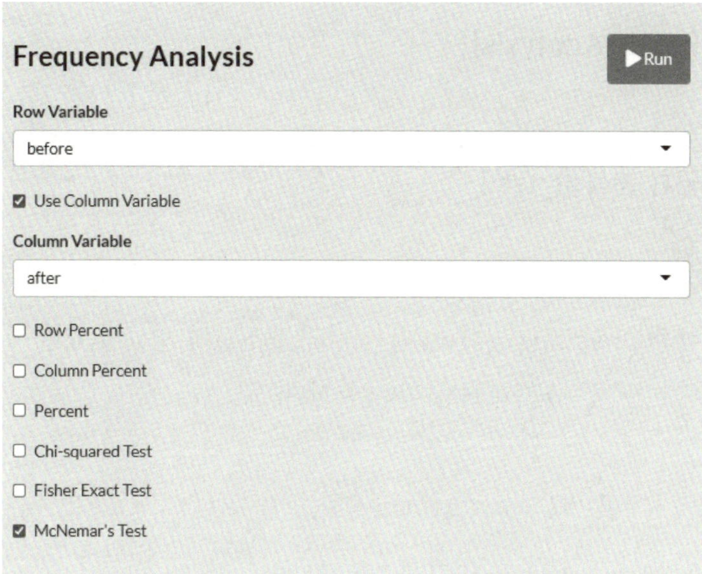


## Row Variable : before , Column Variable : after

Data Summary　Chart

### Frequency Table

| | 0 | 1 | Total |
|---|---|---|---|
| 0 | 1213 | 1193 | 2406 |
| 1 | 647 | 1258 | 1905 |
| Total | 1860 | 2451 | 4311 |

### McNemar's Chi-squared test with continuity correction

| McNemar's chi-squared | df | p-value |
|---|---|---|
| 161.4266 | 1.0000 | 0.0000 |

p-value가 < 0.001로 유의수준 0.05보다 작으므로 귀무가설을 기각한다. 따라서, 95% 신뢰수준에서 치료제 투약 전과 후의 발작 여부는 차이가 있다고 할 수 있다.

## 3. 평균치 분석 [Basic Analysis]

### 1) 단일 표본의 평균치 분석 [t-test]

단일 표본의 평균 검정(One Sample Test)은 하나의 모집단의 평균에 대한 가설 검정 방법이다. 검정 변수는 정규분포를 따라야 한다.

$$H_0 : \mu = \mu_0 \quad H_1 : \mu \neq \mu_0 \text{ or } \mu < \mu_0 \text{ or } \mu > \mu_0$$

① [Basic Analysis] - [t-test] - [Type of t-test]: [One sample]

분석변수(Variable)와 귀무가설의 평균값(Null Value)을 입력한다. 대립가설(Alternative Hypothesis)은 two.sided(≠), less(〈), greater(〉) 중 하나를 선택하고 신뢰수준(Significance Level, $\alpha$)을 입력한 후 ▶Run 실행한다.

응답자의 연령은 평균이 $\mu_0 = 38.5$세이고 분산이 $\sigma^2 = 20^2$인 정규분포를 따른다고 가정하고 유의수준 $\alpha = 0.05$에서 다음 가설을 검정해 보자. 귀무가설과 대립가설은 다음과 같다.

$H_0$ : 응답자의 평균 연령은 38.5세이다.

$H_1$ : 응답자의 평균 연령은 38.5세가 아니다

## t-test

Run

Type of t-test

◉ One sample ○ Paired ○ Unpaired

Variable

age

Null Value

38.5

Alternative Hypothesis

two.sided

Significance Level

0.05

☐ Shapiro-Wilk Test (Normality)

☐ Wilcoxon Test

# One Sample t-test

Model Summary | Data View

### Hypotheses

| | |
|---|---|
| $H_0$ | $\mu_{age} = 38.5$ |
| $H_1$ | $\mu_{age} \neq 38.5$ |

### t-test

| t | df | p.value | mean.of.x | se | lowerCI | upperCI |
|---|---|---|---|---|---|---|
| 19.7879 | 7991.0000 | 0.0000 | 43.4971 | 0.2525 | 43.0021 | 43.9922 |

위의 그림 결과에서 p.value는 p-value를 의미한다. 0.000으로 되어있으나 〈0.0001로 적어야 한다. 따라서, p-value가 〈0.0001로 0.05보다 작으므로 귀무가설을 기각할 수 있다. 즉, 응답자의 평균 연령은 38.5세가 아니라고 할 수 있다.

### 2) 독립된 두 그룹간의 평균치 비교(t-test) [t-test]

비교 집단이 독립적으로 관찰된 경우, 두 집단(A, B)의 평균을 비교하기 위해 t-test를 사용한다. t-검정을 수행하기 위해서는 자료가 정규성을 만족해야 한다. 만약 두 그룹의 분포가 정규분포를 따르고 있으나 분산이 다를 경우 수정된 t-검정 방법을 활용해야 한다. 알바트로스에서 정규성과 등분산성 검정이 가능하며 분산이 동일하지 않은 경우 수정된 t-검정 방법을 활용할 수 있다.

$$H_0 : \mu_A = \mu_B \,,\ H_1 : \mu_A \neq \mu_B$$

※ 알바트로스에서 활용하는 정규성 검정 방법은 Shapiro Test를 수행하며 가설은 다음과 같다.

$H_0$ : 수집된 자료가 정규분포를 따른다.

$H_1$ : 수집된 자료가 정규분포를 따르지 않는다.

※ 등분산성 검정 방법으로 Levene Test를 사용하며 검정의 가설은 다음과 같다.

$H_0$ : 두 분포의 분산이 같다.

$H_1$ : 두 분포의 분산이 같지 않다.

알바트로스에서는 옵션으로 Levene Test를 체크한 후 실행하면, 등분산성 여부에 따라 분산이 같은 경우 또는 다른 경우에 맞게 t검정을 수행하여 준다.

① **[Basic Analysis] - [t-test] - [Type of t-test]: [Unpaired]**

정규성과 등분산성을 가정하고 유의수준 0.05에서 남성과 여성의 평균 연령에 차이가 있는지 검정해 보자.

$H_0$ : 남성과 여성의 평균 연령은 같다.

$H_1$ : 남성과 여성의 평균 연령이 다르다.

분석변수[Variable]로 연령(age)을 집단변수 [Group Variable]로 성별(sex)을 입력한다. [Group1]은 남성(1), [Group2]는 여성(2), [Null Value]는 0으로 설정한 후 ▶Run 실행한다.

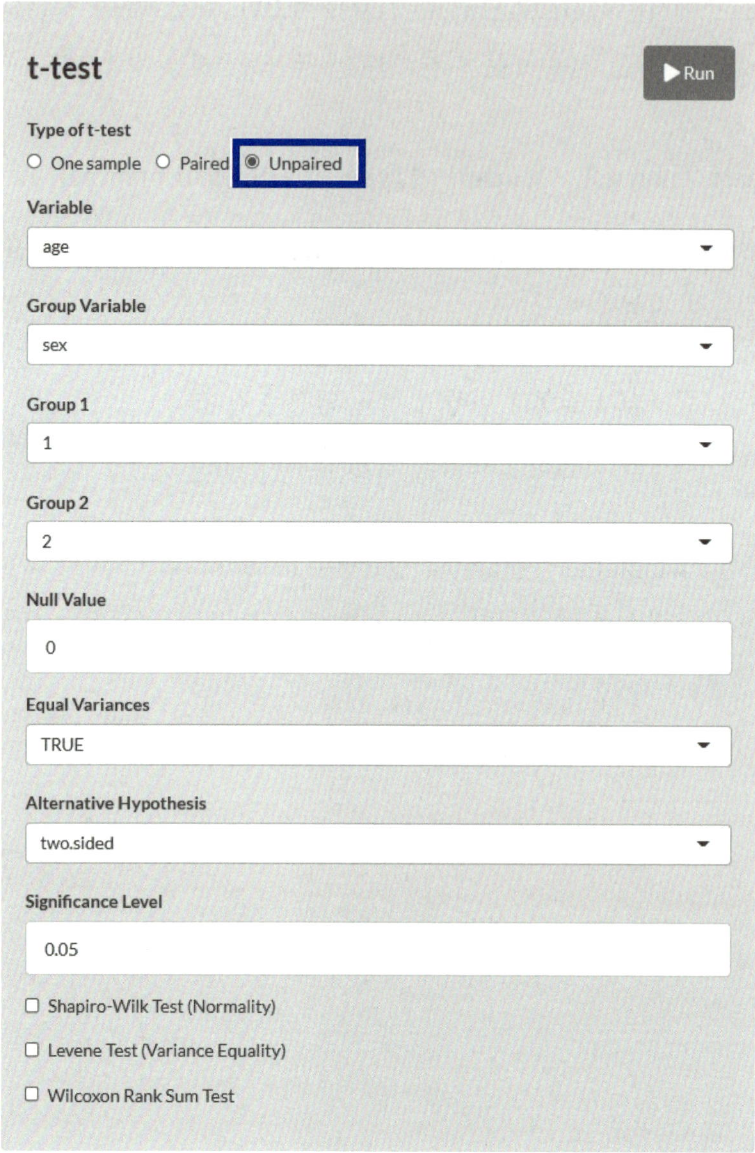
t-test
Run
Type of t-test
One sample
Paired
Unpaired
Variable
age
Group Variable
sex
Group 1
1
Group 2
2
Null Value
0
Equal Variances
TRUE
Alternative Hypothesis
two.sided
Significance Level
0.05
Shapiro-Wilk Test (Normality)
Levene Test (Variance Equality)
Wilcoxon Rank Sum Test

## Unpaired t-test

Model Summary    Data View

Hypotheses

| | |
|---|---|
| $H_0$ | $\mu_1 - \mu_2 = 0$ |
| $H_1$ | $\mu_1 - \mu_2 \neq 0$ |

t-test

| t | df | p.value | mean.of.x | mean.of.y | se | lowerCI | upperCI |
|---|---|---|---|---|---|---|---|
| -5.2014 | 7990.0000 | 0.0000 | 42.0632 | 44.6965 | 0.5063 | -3.6257 | -1.6409 |

분석 결과 $t$=-5.2014, p-value는 〈0.0001로 0.05보다 작으므로 귀무가설을 기각한다. 다시 말해, 남성과 여성 응답자의 평균 연령이 다르다고 할 수 있다.

### 3) 독립된 두 그룹간의 평균치비교-비모수적 방법(Wilcoxon rank sum test) [t-test]

t-test를 수행하기 위한 조건 중 정규성 조건을 만족하지 않을 경우 비모수 검정 방법인 Wilcoxon rank sum test를 활용할 수 있다. 비모수 검정 방법은 자료의 순위를 이용하여 두 집단의 중심을 비교하는 방법으로 정규성 가정이 필요하지 않으며 자료가 적을 경우 활용되는 방법이다. 단, 비모수 방법은 정규성을 만족할 경우 모수적 방법에 비해 검정력이 떨어진다.

① [Basic Analysis] - [t-test] - Type of t-test: Unpaired

정규성검정과 함께 앞서 수행된 성별 연령의 평균 비교 분석을 비모수 방법으로 검정해 보자. 분석 방법은 t-test와 동일한 조건으로 [Wilcoxon Rank Sum Test]를 체크하여 수행한다.

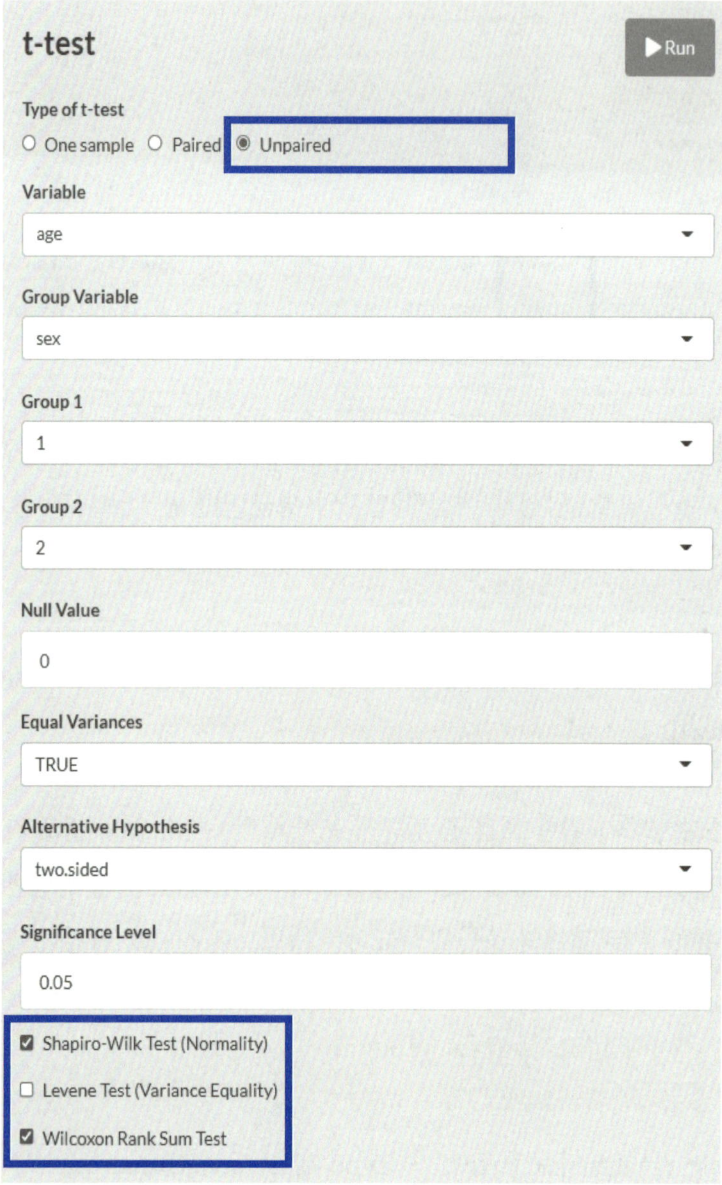

Shapiro-Wilks
Results

| | W | p-value |
|---|---|---|
| 1 | 0.9574 | 0.9600 |
| 2 | 0.0000 | 0.0000 |

Wilcoxon Test

| W | p-value |
|---|---|
| 7407351.5000 | 0.0000 |

$H_0$ : 남성과 여성의 평균 연령은 같다.

$H_1$ : 남성과 여성의 평균 연령이 다르다.

Shapiro-wilks test는 정규성을 검정해 준다.

정규성검정 결과 여성(2)에서 p-value가 〈0.0001로 0.05보다 작으므로 귀무가설을 기각한다. 따라서, 여성의 연령 분포가 정규분포를 따르지 않는다고 할 수 있다. 비모수검정 결과 $W$통계량의 p-value가 〈0.0001로 0.05보다 작으므로 귀무가설을 기각한다. 즉, 남성과 여성 응답자의 평균 연령이 다르다고 할 수 있다.

#### 4) 짝지은 변수의 평균치 비교(paired t-test) [t-test]

독립된 두 집단이 아닌 대응되는 집단(A, B)간 차이를 분석하는 방법이 paired t-test이다. 예를 들어, 당뇨병 치료제의 효과를 살펴보기 위해 당뇨병 환자의 치료제 복용 전과 후의 혈당을 비교하고자 할 때 사용할 수 있다. paired t-test를 수행하기 위해서는 서로 짝지어진 자료를 활용해야 하며 정규성 가정을 만족해야 한다.

$$H_0 : \mu_A = \mu_B \;\; H_1 : \mu_A \neq \mu_B$$

① [Basic Analysis] - [t-test] - [Type of t-test]: [Paired]

hn18_paired 자료를 사용하여 1차(HE_sbp1)와 2차(HE_sbp2) 수축기 혈압의 평균 차이를 검정해 보자. 분석 방법은 앞선 t-test와 동일하다.

$H_0$ : 1차와 2차 수축기 혈압의 평균이 같다.

$H_1$ : 1차와 2차 수축기 혈압의 평균이 다르다.

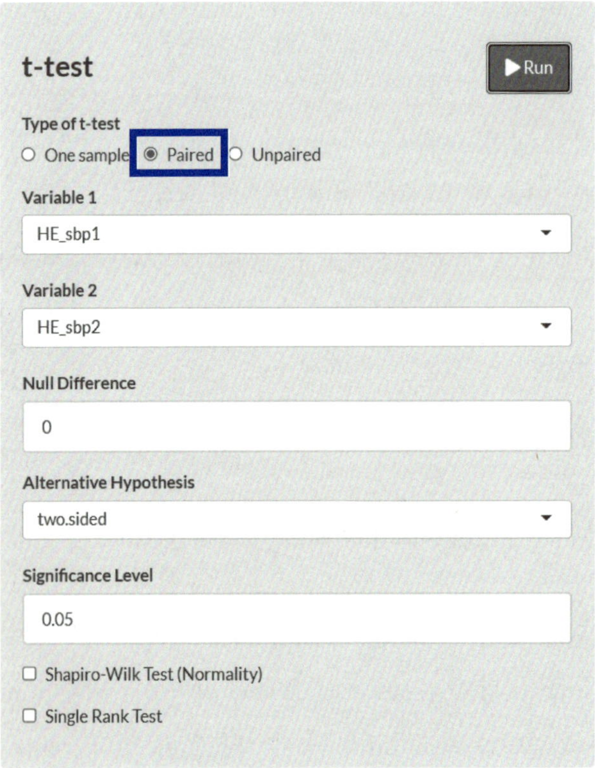

## Paired t-test

Model Summary　Data View

### Hypotheses

| | |
|---|---|
| $H_0$ | $\mu_{HE_sbp1}$ - $\mu_{HE_sbp2}$ = 0 |
| $H_1$ | $\mu_{HE_sbp1}$ - $\mu_{HE_sbp2}$ $\neq$ 0 |

### t-test

| t | df | p.value | mean.of.the.differences | se | lowerCI | upperCI |
|---|---|---|---|---|---|---|
| 15.9176 | 6846.0000 | 0.0000 | 1.0735 | 0.0674 | 0.9413 | 1.2057 |

분석 결과, t값은 15.9176이며 p-value는 ⟨0.0001로 유의수준 0.05보다 작으므로 귀무가설을 기각한다. 따라서, 1차와 2차 수축기 혈압의 평균은 차이가 있다고 할 수 있다.

### 5) 짝지은 변수의 평균치 비교-비모수적 방법(Wilcoxon signed rank test) [t-test]

Paired t-test 역시 정규성 가정을 만족하지 않을 경우 순위를 활용한 비모수검정 방법을 활용할 수 있다. 알바트로스는 비모수 검정 방법으로 Single Rank Test (Wilcoxon Signed Rank Test와 동일)를 활용하고 있다.

① [Basic Analysis] - [t-test] - [Type of t-test]: [Paired]

앞서 수행된 1차와 2차 수축기 혈압의 평균 비교 분석을 비모수 방법으로 검정해 보자. Paired t-test와 동일한 조건으로 [Single Rank Test]를 추가 선택한다. 정규성 검정도 함께 진행해 보자.

$H_0$ : 1차와 2차 수축기 혈압의 평균이 같다.

$H_1$ : 1차와 2차 수축기 혈압의 평균이 다르다.

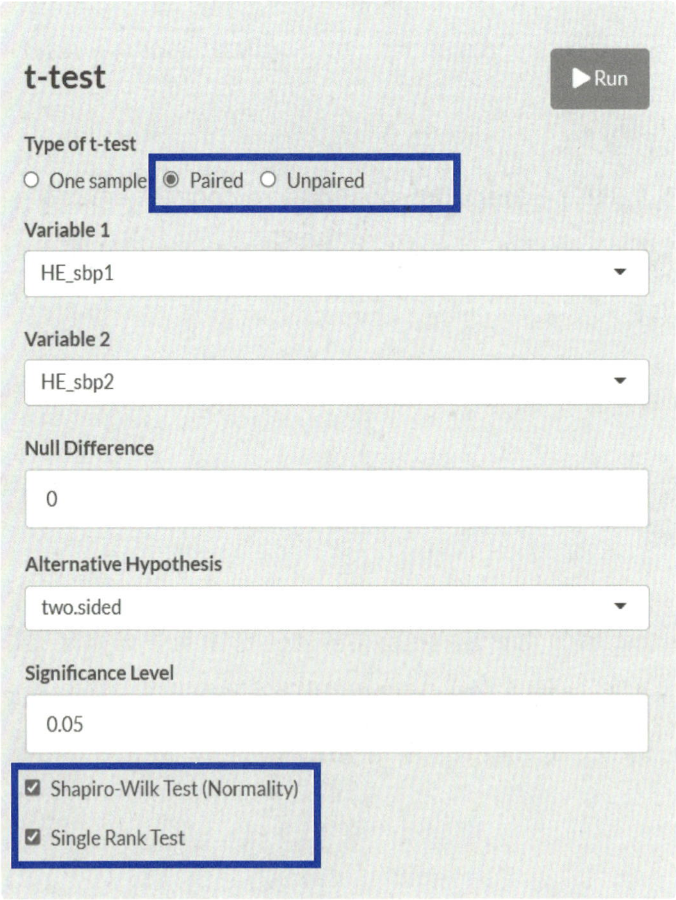

Shapiro-Wilks Results

| | W | p-value |
|---|---|---|
| Shapiro-Wilks | 0.9719 | 0.0000 |

Wilcoxon Test

| V | p-value |
|---|---|
| 3756804.5000 | 0.0000 |

정규성 검정 결과 p-value가 〈0.0001로 0.05보다 작으므로 귀무가설을 기각한다. 따라서, 수축기 혈압의 분포가 정규분포를 따르지 않는다고 할 수 있다. 비모수 검정 결과 p-value가 〈0.0001로 유의수준 0.05보다 작으므로 귀무가설을 기각한다. 즉, 1차와 2차 수축기 혈압의 평균은 차이가 있다고 할 수 있다.

### 6) 세 집단 이상에서 평균치 비교(ANOVA) [ANOVA]

세 집단 이상(K개 집단)에서 평균을 비교할 때는 분산분석(Analysis Of Variance, ANOVA)을 사용한다. 이때, 가설은 다음과 같다.

$$H_0 : \mu_A = \mu_B = \cdots = \mu_K \qquad H_1 : not\, H_0$$

또는

$H_0$ : K개 집단의 평균이 모두 같다.

$H_1$ : K개 집단의 평균이 모두 같은 것은 아니다.

분산분석의 집단을 나타내는 변수는 범주형(Factor)이어야 하며, 평균 비교를 위한 변수(연속형변수)는 정규분포를 따라야 한다. 알바트로스는 일원 배치법, 이원 배치법, 상호작용 고려 등 다양한 분산분석을 수행하며 정규성 등 가정에 대한 검정도 수행이 가능하다. 본 교재에서는 기본적인 방법인 일원배치 분산분석을 진행한다.

일원배치 분산분석(One-way ANOVA)은 세 개 이상의 집단으로 구성된 하나의 독립변수에 대한 집단 간 평균 차이를 분석하는 방법이다. 현재 흡연 여부(BS3_1)에 따라 콜레스테롤(HE_chol)의 평균에 차이가 있는지 알아 보자.

① [Data Management] - [Data Handling] - [Make Variable]

현재 흡연 여부(BS3_1) 변수는 결측이 있으므로 ifelse 함수를 적용하여 결측을 하나의 범주로 만들어 새로운 변수를 생성해 보자. 결측을 하나의 범주로 만들어주지 않으면 결측범주에 해당되는 사람의 데이터는 분석에서 제외되기 때문이다.

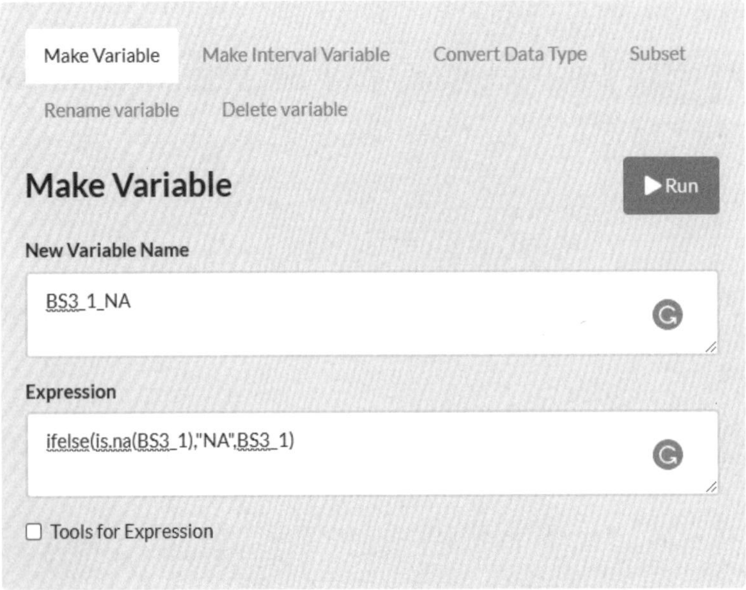

② [Basic Analysis] - [ANOVA]

Variable은 종속변수인 콜레스테롤(HE_chol)변수를 선택하고 Group Variable은 현재 흡연 여부의 결측을 반영한 (BS3_1_NA) 변수를 선택한 후 ▶Run 실행한다. 분석 결과 Model Summary에는 분산분석표가 제시되며 Model Checking Plots은 Q-Q PLOT이 그려져 모형 적합을 위한 가정의 적절성을 확인할 수 있다.

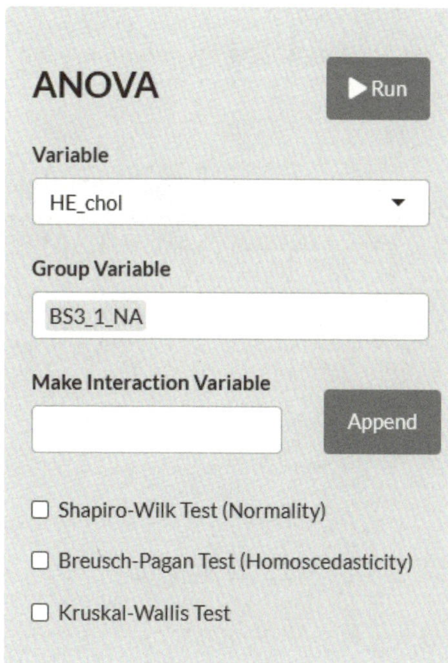

## Model : HE_chol ~ BS3_1_NA

Model Summary　Model Checking Plots

### ANOVA

| | Df | Sum.Sq | Mean.Sq | F.value | Pr..F. |
|---|---|---|---|---|---|
| Model | 5 | 27247.6217 | 5449.5243 | 3.8696 | 0.0017 |
| Residuals | 6616 | 9317216.0141 | 1408.2854 | NA | NA |
| Total | 6621 | 9344463.6358 | NA | NA | NA |

### Specific Results

| | Df | Sum.Sq | Mean.Sq | F.value | Pr..F. |
|---|---|---|---|---|---|
| BS3_1_NA | 5 | 27247.6217 | 5449.5243 | 3.8696 | 0.0017 |
| Residuals | 6616 | 9317216.0141 | 1408.2854 | NA | NA |
| Total | 6621 | 9344463.6358 | NA | NA | NA |

이때의 가설은 다음과 같다.

$H_0$ : 현재 흡연 여부에 따른 콜레스테롤의 평균 차이가 있다.

$H_1$ : $not\ H_0$

분산분석 결과 p-value가 0.0017로 유의수준 0.05보다 작아 귀무가설을 기각한다. 따라서, 현재 흡연 여부에 따라 콜레스테롤 수치의 평균이 다르다고 할 수 있다.

※ 다원배치분산분석의 경우, 전체 모형적합결과는 ANOVA표, 다원배치분산분석표는 Specific Result표로 제시된다. 일원배치분산분석의 경우 ANOVA와 Specific Result 결과가 동일하다.

### 7) 세 집단 이상에서 평균치 비교-비모수적 방법(Kruskal-Wallis test) [ANOVA]

정규성 가정을 만족하지 못할 경우 비모수 방법을 활용할 수 있다. Kruskal-Wallis Test는 종속변수의 모든 값에 순위를 부여한 후 집단별 순위 합을 통해 검정하는 방법이다. 현재 흡연 여부에 결측범주를 적용한 변수인 (BS3_1_NA)에 따라 콜레스테롤(HE_chol)의 평균에 차이가 있는지 비모수 방법으로 검정해 보자.

① [Basic Analysis] - [ANOVA]

ANOVA 분석과 동일한 방법으로 비모수검정을 진행하는데, 이 경우에는 [Kruskal-Wallis Test]에 체크한다. 분석 결과 Model Summary에는 ANOVA와 함께 Kruskall-Wallis Test 결과가 제시된다.

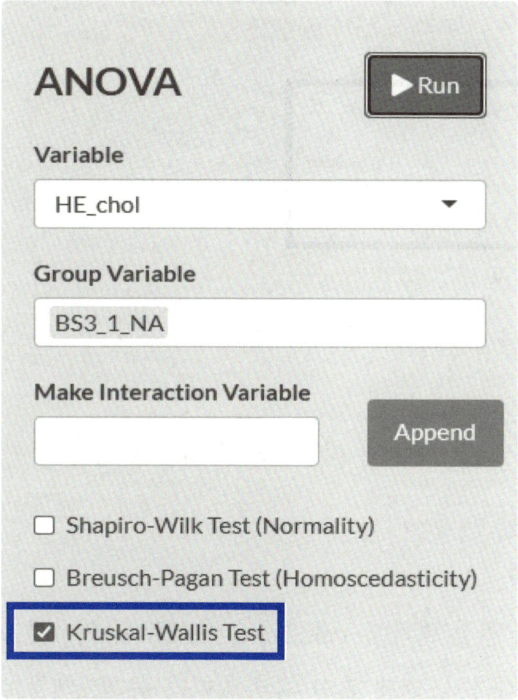

## Model : HE_chol ~ BS3_1_NA

Model Summary　　Model Checking Plots

### ANOVA

| | Df | Sum.Sq | Mean.Sq | F.value | Pr..F. |
|---|---|---|---|---|---|
| Model | 5 | 27247.6217 | 5449.5243 | 3.8696 | 0.0017 |
| Residuals | 6616 | 9317216.0141 | 1408.2854 | NA | NA |
| Total | 6621 | 9344463.6358 | NA | NA | NA |

### Specific Results

| | Df | Sum.Sq | Mean.Sq | F.value | Pr..F. |
|---|---|---|---|---|---|
| BS3_1_NA | 5 | 27247.6217 | 5449.5243 | 3.8696 | 0.0017 |
| Residuals | 6616 | 9317216.0141 | 1408.2854 | NA | NA |
| Total | 6621 | 9344463.6358 | NA | NA | NA |

### Kruskal-Wallis Results

| Statistic | df | p-value |
|---|---|---|
| 23.9367 | 5.0000 | 0.0002 |

이때의 가설은 다음과 같다.

$H_0$ : 현재 흡연 여부에 따른 콜레스테롤의 평균 차이가 있다.

$H_1$ : $not\ H_0$

Kruskal-Wallis 검정 결과 p-value가 0.0002로 유의수준 0.05보다 작아 귀무가설을 기각한다. 따라서, 현재 흡연 여부에 따라 콜레스테롤 수치의 평균이 다르다고 할 수 있다. 화면상에서 ANOVA table을 보면 NA라는 표시가 되어 있는데, 평균 비교에 적용했던 변수가 결측을 포함할 경우 NA가 출력됨을 확인할 수 있었다.

## 4. 상관분석(Correlation analysis) [Basic Analysis]

응답자들의 키와 몸무게 사이의 관계, 흡연량과 수명과의 관계와 같이 두 연속형 변수 사이에 선형 정도를 파악하기 위해 상관분석을 실시한다. 산점도(Scatter Plot)는 두 변수에 대한 관측값들을 2차원 좌표 평면에 점으로 나타낸 그림으로 두 변수 간의 선형 혹은 비선형 관계와 방향(양, 음)을 시각적으로 쉽게 파악할 수 있다. 상관계수는 두 변수 사이의 선형 정도를 수치로 나타낸 것이다. -1과 1 사이의 값이 산출되며 상관성의 크기는 상관계수의 절대값으로 판단하며 부호는 방향을 결정한다. 즉, 절대값 1에 가까울수록 강한 선형관계를 0에 가까울수록 약한 선형관계를 가진다고 말할 수 있다. 정규성 가정을 만족하는 연속형 변수 간의 관계는 Pearson 상관계수를 활용하며, 가정을 만족하지 못할 경우 또는 순위형 척도인 경우 비모수적 방법인 Spearman 상관계수를 적용한다. 알바트로스는 산점도와 두 종류의 상관계수 모두 산출이 가능하다.

### 1) Pearson 상관분석과 산점도 [Correlation Analysis]

hn18_all 자료를 활용하여 응답자들의 키와 몸무게 사이의 상관성을 살펴보자

① [Basic Analysis] - [Correlation Analysis] - [Pearson]

화살표를 사용하여 키(HE_ht)와 몸무게(HE_wt) 변수를 선택하고 [Coefficient Type]은 [Pearson]으로 [Plot Type]은 [Scatter]로 선택한 후 ▶Run 실행한다.

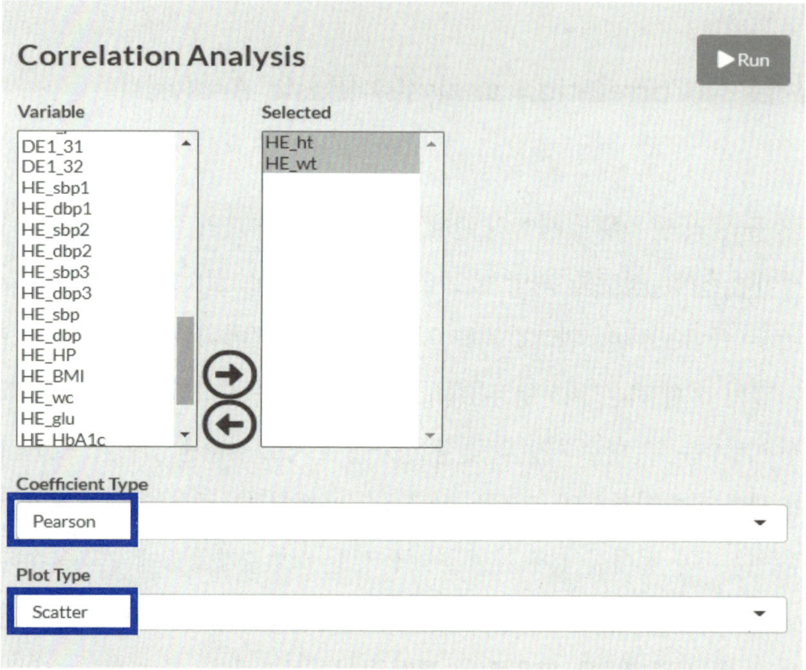


실행하면 Correlation Results 탭과 Correlation Plots 탭이 생성된다. 두 변수의 상관계수는 Correlation Matrix를 통해 확인할 수 있으며, Correlation Plots에 산점도가 나타난다.

분석 결과, 응답자들의 키와 몸무게는 0.8372로 상당히 높은 양의 상관관계를 가지고 있어 우상향하는 그림이 나타났다.

Correlation Matrix

| | HE_ht | HE_wt |
|---|---|---|
| HE_ht | 1.0000 | 0.8372 |
| HE_wt | 0.8372 | 1.0000 |

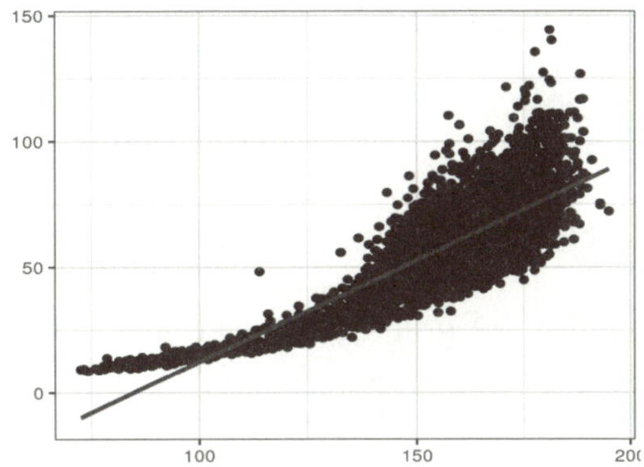

## 2) Spearman 상관분석과 산점도 [Correlation Analysis]

앞선 상관분석 결과 Correlation Plots에는 산점도뿐 아니라 각 변수의 분포를 함께 보여주고 있다.

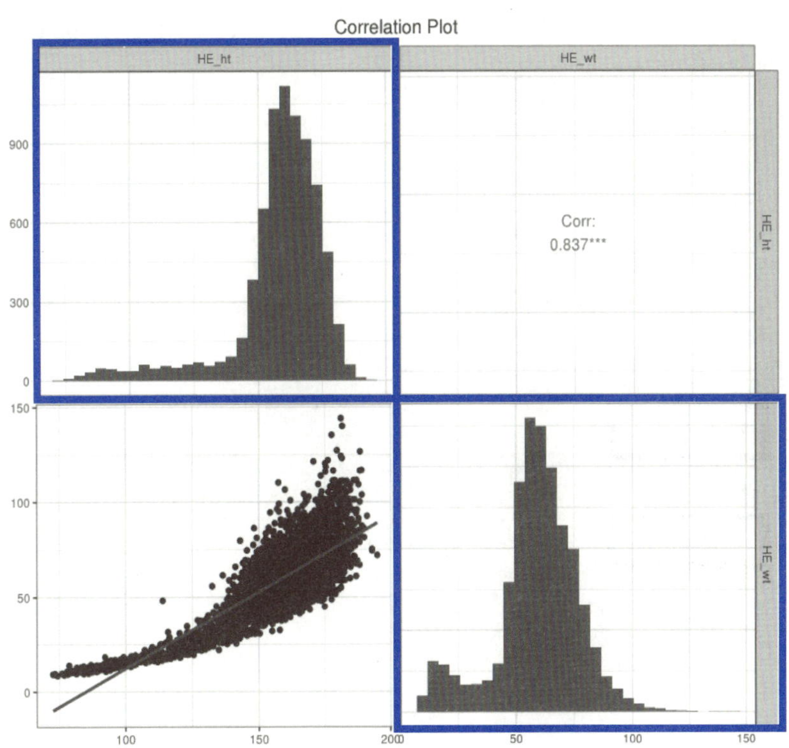

키(HE_ht)는 우측으로 몸무게(HE_wt)는 좌측으로 기울어진 분포로 정규분포를 나타내고 있지 않다. 따라서, 비모수적인 방법을 활용하여 상관계수를 구해 보자.

① [Basic Analysis] - [Correlation Analysis] - [Spearman]

화살표를 사용하여 키(HE_ht)와 몸무게(HE_wt) 변수를 선택하고 [Coefficient Type]은 [Spearman]과 [Plot Type]은 [Scatter]로 선택한 후 ▶Run 실행한다.

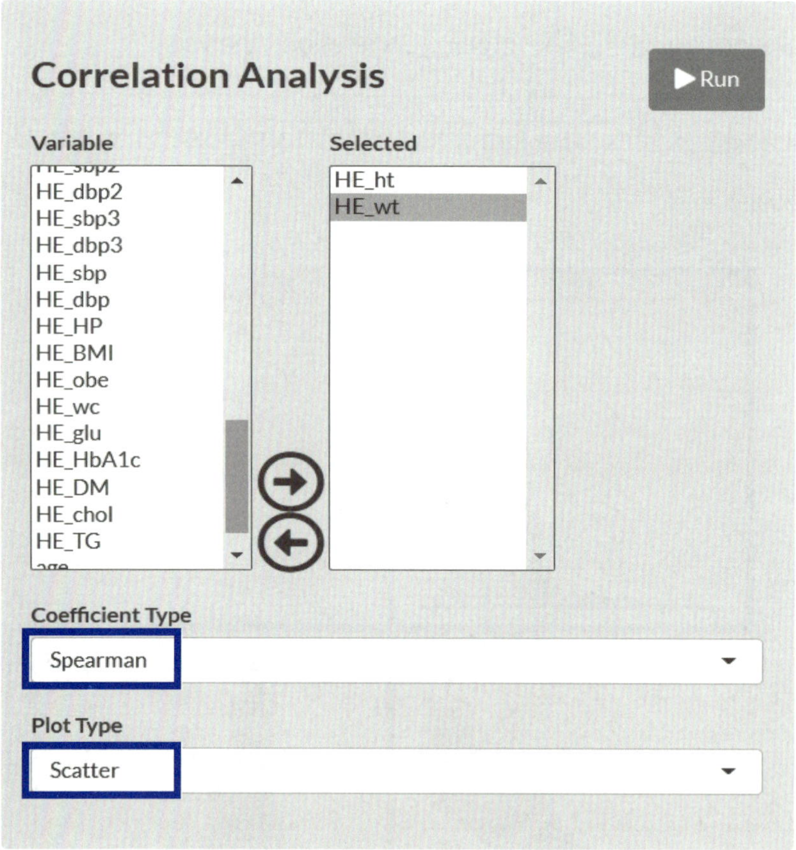

실행하면 Correlation Results 탭에서 비모수 방법을 활용한 상관계수를 확인할 수 있다. 분석 결과, 응답자들의 키와 몸무게는 0.7747로 역시 상당히 높은 양의 상관관계를 보여 주고 있다.

※ 선택한 Coefficient Type에 상관없이 산점도와 함께 제시되는 Correlation은 모수적 방법을 활용한 Pearson 상관계수이다.

Correlation Matrix

| | HE_ht | HE_wt |
|---|---|---|
| HE_ht | 1.0000 | 0.7447 |
| HE_wt | 0.7447 | 1.0000 |

## 5. 회귀분석 [Regression]

두 연속형 변수가 주어졌을 때, 두 변수 사이의 관계를 밝히고 한 변수로부터 다른 변수를 예측하는 대표적인 통계 모형이 회귀분석이다. 회귀분석은 두 변수 사이의 관계를 선형 함수의 형태로 나타내는 방법으로 다른 변수에 영향을 주는 변수는 '독립변수'(혹은 '설명변수')라 하며, 영향을 받는 변수를 '종속변수'(혹은 '반응변수', '결과변수')라 부른다. 설명변수의 개수에 따라 설명변수가 하나일 때 단순선형 회귀분석, 설명변수가 두 개 이상인 경우 다중선형 회귀분석으로 구분된다.

### 1) 단순선형 회귀분석 [Linear Model]

하나의 설명변수를 활용하여 반응변수를 설명하기 위해 단순선형 회귀분석을 활용한다. 모형은 다음과 같이 나타낸다.

$$Y = \beta_0 + \beta_1 X + \epsilon$$

여기서 $\beta_0$, $\beta_1$은 회귀계수로 $\beta_0$는 설명변수의 값이 0일 때의 종속변수의 평균값을 의미하며, $\beta_1$은 설명변수가 1단위 증가할 때 종속변수의 증가분을 의미한다. 회귀분석에서는 오차가 $\epsilon_i \sim N(0, \sigma^2)$인 정규분포를 따른다고 가정한다.

#### 가. 연속형 설명변수를 활용한 단순선형 회귀분석

콜레스테롤 수치와 최종 수축기혈압을 이용하여 단순선형회귀분석을 수행해 보자.

① [Regression] - [Linear Model]

반응변수 [Response Variable]로 몸무게(HE_chol)를 선택하고 설명변수 [Variable]로 최종 수축기혈압(HE_sbp)을 선택한 후 ▶Run 실행한다.

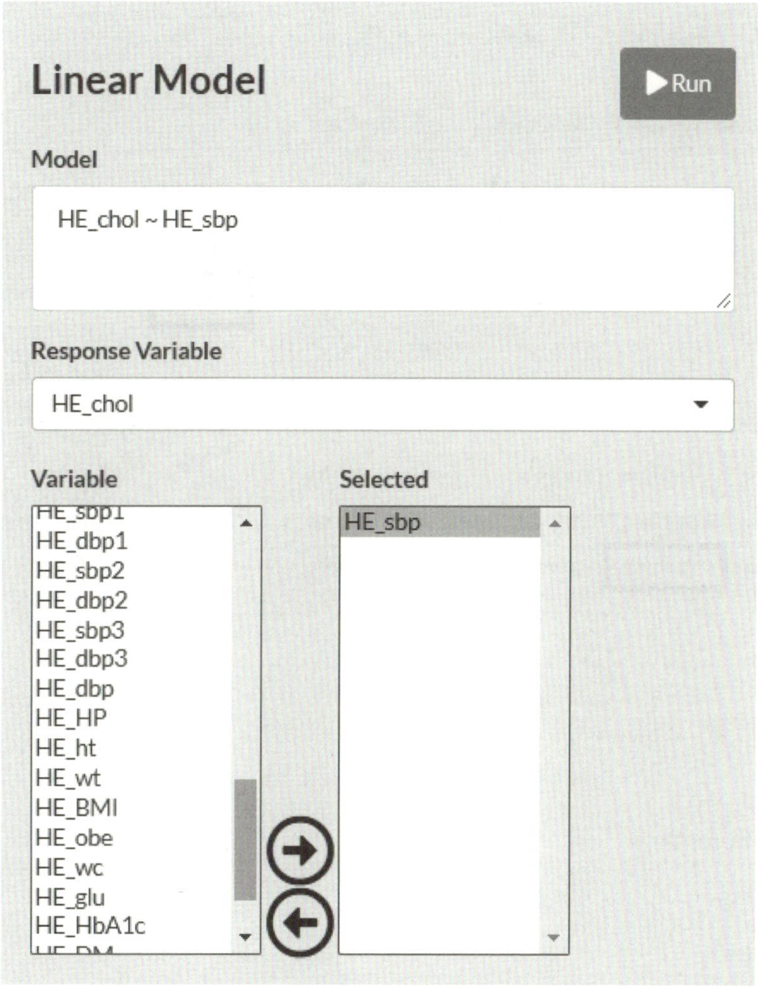


실행 결과, Model Summary에서는 모형의 적합도와 추정된 회귀계수를 살펴볼 수 있다. Prediction은 주어진 자료에 기반한 적합값을 나타내고 있다. Model Summary를 통해 회귀분석의 결과를 살펴보자.

## Model : HE_chol ~ HE_sbp

Model Summary　Model Checking Plot　Prediction

### ANOVA

| | Df | Sum Sq | Mean Sq | F value | Pr(>F) |
|---|---|---|---|---|---|
| HE_sbp | 1 | 77017.57503 | 77017.57503 | 55.05144 | 0.00000 |
| Residuals | 6584 | 9211089.31959 | 1399.01114 | NA | NA |

### Coefficients

| | Estimate | Std. Error | t value | Pr(>\|t\|) |
|---|---|---|---|---|
| (Intercept) | 164.59466 | 3.30455 | 49.80850 | 0.00000 |
| HE_sbp | 0.20598 | 0.02776 | 7.41967 | 0.00000 |

### Model Summary

| | |
|---|---|
| Num of obs | 6586.00000 |
| F(1, 6584) | 55.05144 |
| Prob > F | 0.00000 |
| R-squared | 0.00829 |
| Adj R-squared | 0.00814 |
| Residual Std.Error | 37.40336 |
| AIC | 66400.08693 |

ANOVA 표를 보면 p-value가 〈0.0001로 유의수준 0.05보다 작으므로 위 모형은 유의한 모형이라고 할 수 있다. 또한, Model Summary 표를 통해 위 모형의 적합도는 0.00829(R-squared)로 나타났다. 즉, 최종 수축기혈압이 콜레스테롤 수치를 약 0.8% 설명하고 있다고 할 수 있다. Coefficients 표를 보면 $\beta_{intercept}$, $\beta_{HE_sbp}$의 p-value 역시 유의수준 0.05보다 작으므로 유의한 계수이다. 따라서 추정된 회귀모형은 다음과 같다.

$$\text{콜레스테롤 수치} = 164.59466 + 0.20598 \times \text{최종 수축기 혈압}$$

응답자의 최종 수축기 혈압이 1mmHg만큼 증가하면 콜레스테롤은 0.20598 mg/dL 만큼 통계적으로 유의하게 증가한다고 할 수 있다.

[Model Checking Plot]에서는 잔차산점도를 제공하고 있다. 이를 활용하여 잔차분석을 진행한다. 잔차란 각 관측값에서 추정값을 뺀 값을 말한다. 회귀모형에서 잔차는 독립성, 정규성, 등분산성을 만족해야 한다.

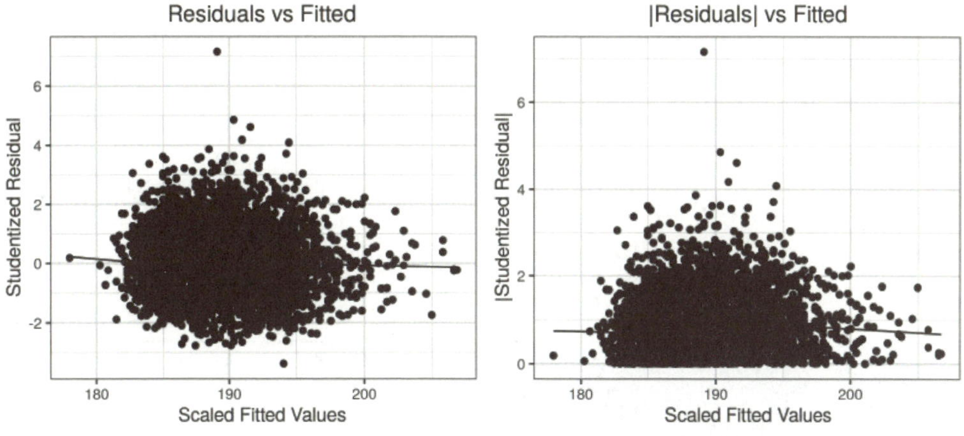

왼쪽 그래프의 생성된 선을 기준으로 잔차가 고르게 분포하고 있는 것으로 보아 선형성 가정을 만족한다고 할 수 있다. 오른쪽 그래프의 잔차산점도가 특별한 패턴을 띄고 있지 않으므로 등분산성 가정도 만족한다고 할 수 있다.

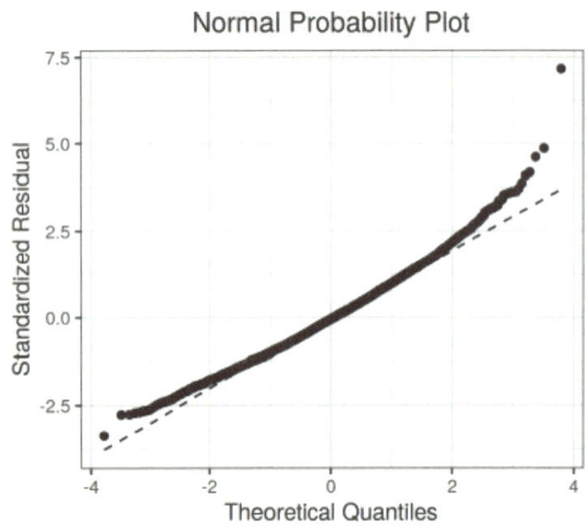


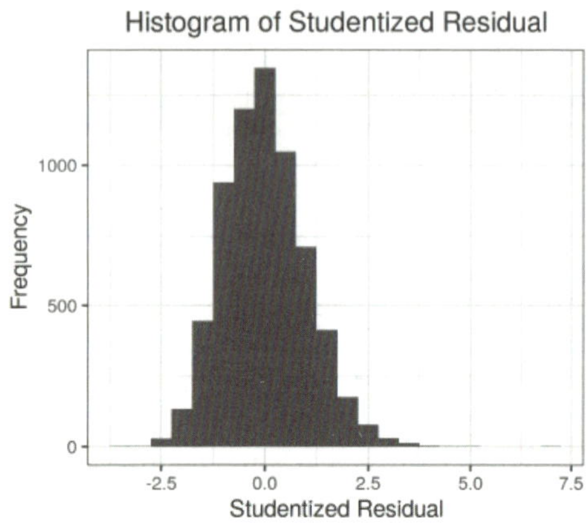


또한 왼쪽의 잔차의 정규확률그림을 보면 대부분 잔차의 분위수가 직선 위에 위치하고 있고 오른쪽 히스토그램을 보아 정규분포에 가까운 형태를 보이고 있으므로 정규성을 만족한다고 할 수 있다.

### 나. 범주형 설명변수를 활용한 단순선형 회귀분석

이번에는 BMI 그룹(HE_obe)에 따른 콜레스테롤 수치의 변화를 단순선형회귀분석을 활용하여 살펴보자. BMI 그룹 정보는 다음과 같다.

| | |
|---|---|
| HE_obe | 1: 저체중 (BMI 〈 18.5) |
| | 2: 정상 (18.5 ≤ BMI 〈 25) |
| | 3: 비만 (BMI ≥ 25) |

① [Management] - [Data Handling] - [Make Variable]

※ 범주형 설명변수의 회귀계수 해석: 범주형변수를 설명변수로 설정한 경우, (범주의 수-1)개의 회귀계수가 추정된다. 해석은 기준범주 대비 해당범주인 경우의 변화량을 의미한다. 자세한 결과 해석은 예제를 통하여 살펴보자.

※ 역학분야에서는 모든 관측값의 활용이 중요하다. 이에, 결측인 경우에도 결측군으로 보고 결측 범주를 모두 지정해준 후 분석을 진행하여야 한다. 그렇지 않으면 결측범주에 해당되는 대상자가 분석에서 제외되므로 반드시 주의하도록 한다.

ifelse문을 활용하여 기준범주가 "정상"인 변수를 생성한다. R에서는 가장 작은 값이 기준변수가 된다. 소프트웨어마다 기준값이 달라지므로 반드시 유의하도록 한다. 범주형 변수의 값은 구분의 의미만을 가지고 크기는 분석에 영향을 미치지 않으므로 정상(2)을 가장 작은 값인 0으로 처리한다.

| 기존변수: HE_obe | 생성변수: HE_obeF |
|---|---|
| 1: 저체중 | 0: 정상 |
| 2: 정상 | 1: 저체중 |
| 3: 비만 | 3: 비만 |
| NA: 결측 | 4: 결측 |

다음과 같이 수식을 입력한 후 ▶Run 실행한다.

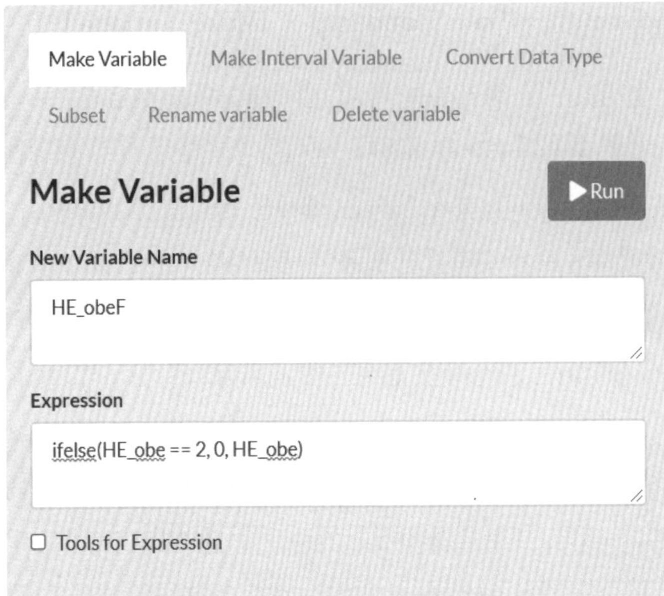


② [Management] - [Data Handling] - [Convert Data Type]

새로 생성된 BMI 그룹(HE_obeF) 변수를 Factor로 변경한다.

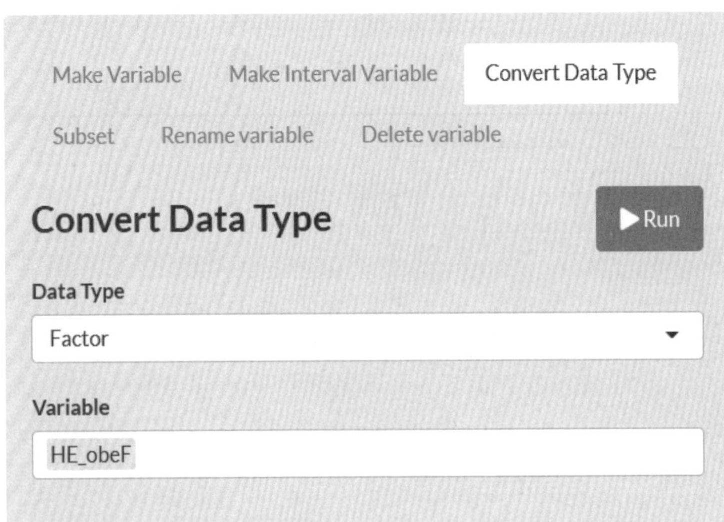

③ **[Regression] - [Linear Model]**

반응변수 [Response Variable]로 몸무게(HE_chol)를 선택하고 설명변수 [Variable]로 BMI 그룹(HE_obeF)를 선택한 후 ▶Run 실행한다.

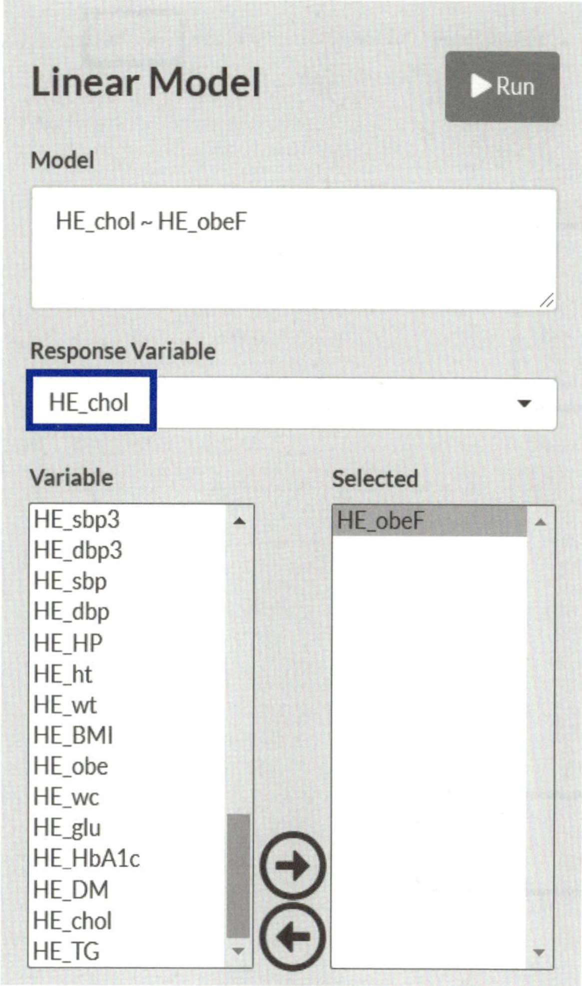


Model Summary를 통해 회귀분석의 결과를 살펴보자.

Model : HE_chol ~ HE_obeF

Model Summary　　Model Checking Plot　　Prediction

ANOVA

| | Df | Sum Sq | Mean Sq | F value | Pr(>F) |
|---|---|---|---|---|---|
| HE_obeF | 3 | 147160.36164 | 49053.45388 | 35.29684 | 0.00000 |
| Residuals | 6618 | 9197303.27412 | 1389.74060 | NA | NA |

Coefficients

| | Estimate | Std. Error | t value | Pr(>\|t\|) |
|---|---|---|---|---|
| (Intercept) | 187.71076 | 0.58564 | 320.52139 | 0.00000 |
| HE_obeF1 | -14.17670 | 2.03218 | -6.97612 | 0.00000 |
| HE_obeF3 | 6.15483 | 0.99242 | 6.20187 | 0.00000 |
| HE_obeF4 | -4.86865 | 6.07578 | -0.80132 | 0.42297 |

Model Summary

| | |
|---|---|
| Num of obs | 6622.00000 |
| F(3, 6618) | 35.29684 |
| Prob > F | 0.00000 |
| R-squared | 0.01575 |
| Adj R-squared | 0.01530 |
| Residual Std.Error | 37.27922 |
| AIC | 66720.98968 |

ANOVA 표를 보면 p-value가 〈0.0001로 유의수준 0.05보다 작으므로 위 모형은 유의한 모형이라고 할 수 있다. 또한, Model Summary 표를 통해 위 모형의

적합도는 0.01575(R-squared)로 나타났다. 즉, BMI그룹이 콜레스테롤 수치를 약 1.5% 설명하고 있다고 할 수 있다. 추정된 회귀모형은 다음과 같다.

$$\text{콜레스테롤 수치} = 187.71076 - 14.17670 \times \text{저체중} + 6.15483 \times \text{비만} - 4.86865 \times \text{결측}$$

저체중군(HE_obeF==1)은 정상군(HE_obeF==0)에 비해 콜레스테롤 수치가 14.17670mg/dL만큼 통계적으로 유의하게 낮았고, 비만군(HE_obeF==3)은 정상군(HE_obeF==0)에 비해 콜레스테롤 수치가 6.15483mg/dL 만큼 통계적으로 유의하게 높았다. 결측군(HE_obeF==4)은 정상군과 콜레스테롤 수치에서 통계적으로 유의한 차이를 보이지 않았는데, 이는 일반적으로 해석을 기술하지 않는다.

[Model Checking Plot] 에서는 잔차산점도를 제공하고 있다. 이를 활용하여 잔차분석을 진행한다.

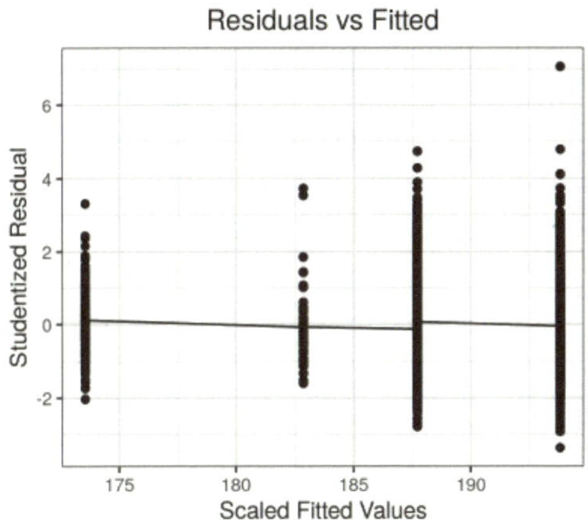


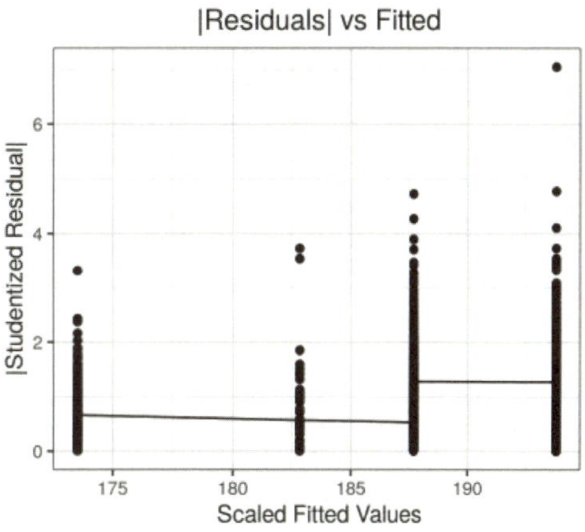


왼쪽 그래프의 생성된 선을 기준으로 잔차가 고르게 분포하고 있는 것으로 보아 선형성 가정을 만족한다고 할 수 있다. 오른쪽 그래프의 잔차산점도가 특별한 패턴을 띄고 있지 않으므로 등분산성 가정도 만족한다고 할 수 있다.

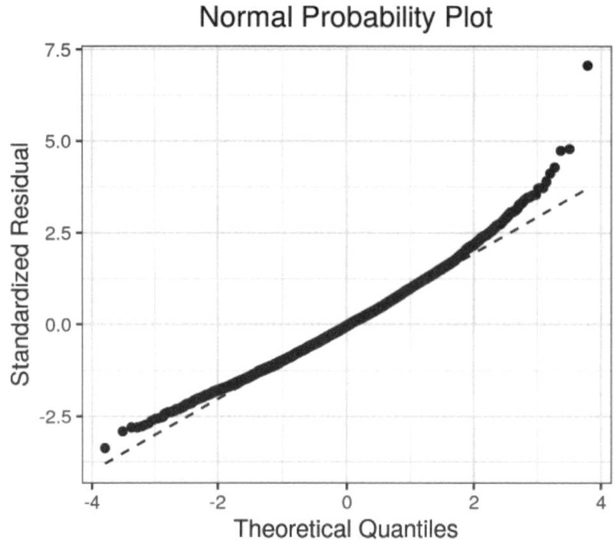


마지막으로 잔차의 정규확률그림을 보면, 대부분 잔차의 분위수가 직선 위에 위치하고 있으므로 정규성을 만족한다고 할 수 있다.

※ 알바트로스에서는 이분산성 검정 옵션이 포함되어 있다. [Linear Model] 분석에서 [Breusch-Pagan Test]를 선택한 후 실행하면 이분산성 검정 결과를 보여준다. 귀무가설은 등분산성이므로 p-value가 0.05보다 작아 기각한다면 이분산성을 띤다고 할 수 있다.

### 2) 다중선형 회귀분석 [Linear Model]

둘 이상의 연속형 설명변수를 활용하여 반응변수를 설명하기 위하여 다중선형 회귀분석을 활용할 수 있다. $n$개의 설명변수를 사용한 모형은 다음과 같이 나타낸다.

$$Y = \beta_0 + \beta_1 X_1 + \beta_2 X_2 + \cdots + \beta_n X_n + \epsilon$$

회귀분석에서는 오차 $\epsilon_i \sim N(0, \sigma^2)$인 정규분포를 따른다고 가정한다.

이번에는 콜레스테롤 수치에 연속형 변수인 최종 수축기혈압과 범주형 변수인 BMI 그룹이 미치는 영향을 다중선형회귀분석을 활용하여 분석해 보자.

① **[Regression] - [Linear Model]**

반응변수 [Response Variable]로 콜레스테롤 수치(HE_chol)를 선택하고 설명변수 [Variable]로 최종 수축기혈압(HE_sbp), BMI 그룹(HE_obeF)을 선택한 후 ▶Run 실행한다.

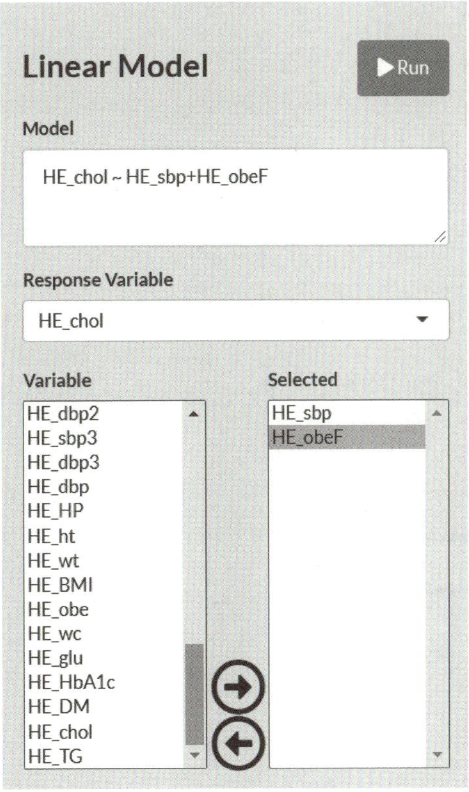

## Model : HE_chol ~ HE_sbp+HE_obeF

Model Summary | Model Checking Plot | Prediction

### ANOVA

| | Df | Sum Sq | Mean Sq | F value | Pr(>F) |
|---|---|---|---|---|---|
| HE_sbp | 1 | 77017.57503 | 77017.57503 | 55.64629 | 0.00000 |
| HE_obeF | 3 | 102618.34036 | 34206.11345 | 24.71440 | 0.00000 |
| Residuals | 6581 | 9108470.97923 | 1384.05576 | NA | NA |

### Coefficients

| | Estimate | Std. Error | t value | Pr(>\|t\|) |
|---|---|---|---|---|
| (Intercept) | 170.78490 | 3.37329 | 50.62864 | 0.00000 |
| HE_sbp | 0.14573 | 0.02863 | 5.09036 | 0.00000 |
| HE_obeF1 | -12.62119 | 2.05062 | -6.15482 | 0.00000 |
| HE_obeF3 | 5.04734 | 1.01394 | 4.97794 | 0.00000 |
| HE_obeF4 | -6.38206 | 6.07093 | -1.05125 | 0.29318 |

### Model Summary

| | |
|---|---|
| Num of obs | 6586.00000 |
| F(4, 6581) | 32.44738 |
| Prob > F | 0.00000 |
| R-squared | 0.01934 |
| Adj R-squared | 0.01874 |
| Residual Std.Error | 37.20290 |
| AIC | 66332.30225 |

ANOVA 결과 p-value가 유의수준 0.05보다 작으므로 위 모형은 유의한 모형이라고 할 수 있으며 Adjusted R-squared가 0.01874로 나타났다. 이는 최종 수축기혈압과 BMI 그룹이 콜레스테롤 수치를 약 1.9% 설명하고 있다고 할 수 있다. 결정계수인 $R^2$는 모형의 설명력을 나타내주는데 설명변수의 개수가 많을수록 $R^2$는 커지게 된다. 따라서 설명변수의 개수를 보정한 Adjusted $R^2$를 사용하는 것이 좋다. 유의수준 0.05에서 $\beta_{HE_obeF==4}$를 제외한 모든 추정계수가 유의했다. 추정된 회귀모형은 다음과 같다.

$$\text{콜레스테롤 수치} = 170.78490 + 0.14573 \times SBP - 12.62119 \times BMI_{\text{저체중}} + 5.04734 \times BMI_{\text{비만}} - 6.38206 \times BMI_{\text{결측}}$$

위의 모형에 대해 해석을 하면, 응답자의 BMI 그룹을 보정하였을 때, 최종 수축기혈압이 1mmHg 증가하면 콜레스테롤 수치는 0.14573mg/dL 만큼 증가한다. 또는, 수축기혈압을 보정하였을 때, 저체중군(HE_obeF==1)은 정상군(HE_obeF==0)에 비해 콜레스테롤 수치가 12.62119mg/dL만큼 통계적으로 유의하게 낮았고, 비만군(HE_obeF==3)은 정상군(HE_obeF==0)에 비해 콜레스테롤 수치가 5.04734mg/dL 통계적으로 유의하게 높았다. 비만도가 결측(HE_obeF==4)인 군은 정상군과 수축기혈압에서 통계적으로 유의한 차이를 보이지 않았다고 해석할 수 있다.

### ② [Regression] - [Linear Model] - [VIF]

회귀분석에서 사용되는 설명변수는 반응변수에 대해서만 상관관계를 지니고 있어야 한다. 따라서 여러 개의 설명변수를 가지는 다중회귀분석을 수행할 경우 설명변수들간의 상관성이 있는지 살펴보아야 한다. 이를 다중공선성(Multicollinearity)라고 부르며 다중공선성이 나타난 경우 회귀 모형을 수정하여야 한다. 알바트로스에서는 다중공선성 판단 지표로 VIF (Variance Inflation Factors, 분산팽창인자) 값을 계산하여 준다. 만약 VIF 값이 10보다 크다면 다중공선성을 가지는 변수이므로 이들 중 하나를 제거하고 분석을 진행하여야 한다.

위의 예제 분석에서 [VIF]를 선택하고 분석을 선택하고 이후 모형의 적합도를 평가하기 위한 이분산성 검정인 [Breusch-Pagan Test]도 함께 선택한 후 실행하여 보자.

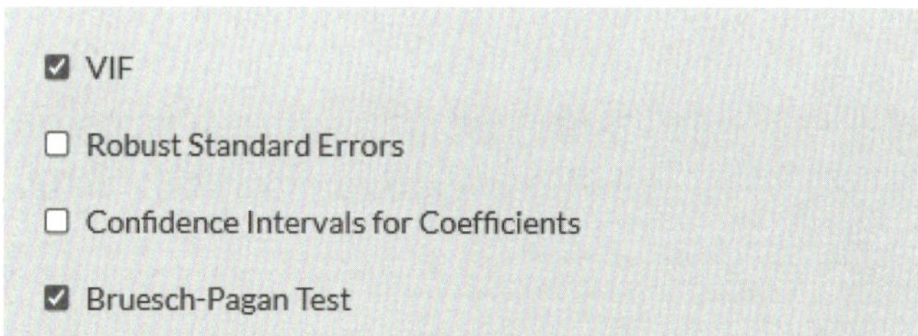


분석 결과 [Coefficients] 탭에 VIF 산출 값이 포함되었다. 산출된 값 모두 10보다 작으므로 다중공선성 문제는 발견되지 않았다.

Coefficients

| | Estimate | Std. Error | t value | Pr(>\|t\|) | VIF |
|---|---|---|---|---|---|
| (Intercept) | 170.78490 | 3.37329 | 50.62864 | 0.00000 | NA |
| HE_obeF1 | -12.62119 | 2.05062 | -6.15482 | 0.00000 | 1.07500 |
| HE_obeF3 | 5.04734 | 1.01394 | 4.97794 | 0.00000 | 1.07500 |
| HE_obeF4 | -6.38206 | 6.07093 | -1.05125 | 0.29318 | 3.00000 |
| sbp | 0.14573 | 0.02863 | 5.09036 | 0.00000 | 1.00000 |

이제 분석 모형이 가정을 만족하는지 살펴보자. 먼저 이분산성검정 결과는 다음과 같다. 이분산성검정 결과는 [Model Summary]에 포함된다.

Model Summary

| | |
|---|---|
| Num of obs | 6586.00000 |
| F(4, 6581) | 32.44738 |
| Prob > F | 0.00000 |
| R-squared | 0.01934 |
| Adj R-squared | 0.01874 |
| Residual Std.Error | 37.20290 |
| AIC | 66332.30225 |
| BP.stats | 67.42761 |
| BP.df | 4.00000 |
| BP.p.value | 0.00000 |

이분산성 검정 결과 p-value가 〈0.0001로 유의수준 0.05보다 작으므로 이분산성을 띈다고 할 수 있다.

[Model Checking Plot]의 잔차산점도를 살펴보자.

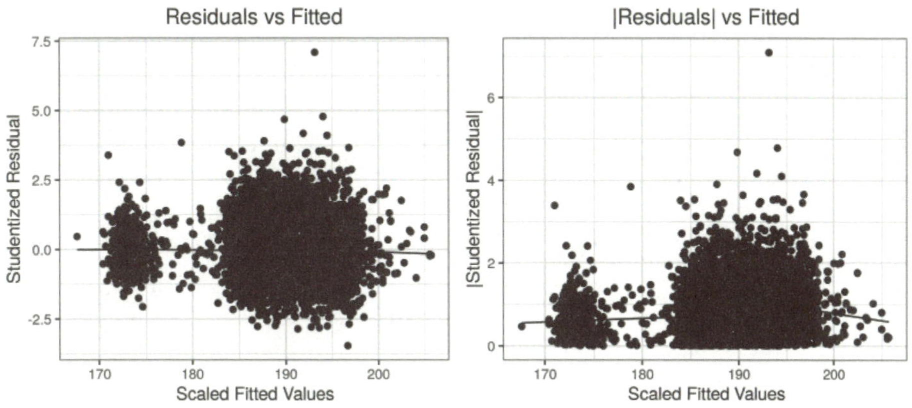

왼쪽 산점도를 보아 점선에서 잔차가 고르게 분포하고 있으므로 선형성은 만족한다고 할 수 있다. 다만, 오른쪽 산점도를 보아 잔차가 두 그룹으로 나뉘는 특별한 패턴을 보여주고 있으므로 이분산성 검정 결과와 같이 등분산성 가정을 만족한다고 보기 어렵다.

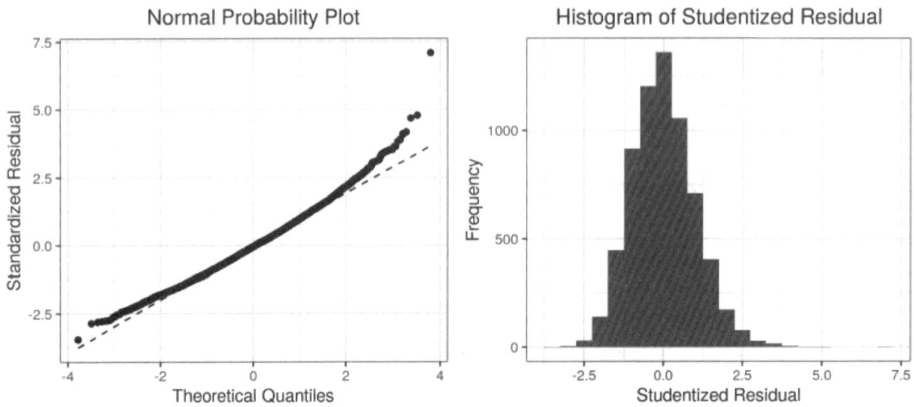


왼쪽의 정규확률그림에서 대부분이 직선 위에 존재하고 있으며, 오른쪽 히스토그램이 정규분포의 모습을 띄고 있으므로 정규성 가정은 만족한다고 할 수 있다.

## 6. 로지스틱 회귀분석 [Regression]

회귀분석은 선형함수를 통하여 두 연속형 변수 간의 관계를 밝히는 모형으로 앞서 예제를 통해 비만도와 혈중콜레스테롤수치 사이의 관계를 살펴보았다. 만약, 혈중콜레스테롤수치가 연속형이 아닌 '정상', '위험군'과 같이 이분형 변수일 경우 우리는 회귀분석을 활용할 수 없다. 이때 활용되는 모형이 로지스틱 회귀분석이다.

로지스틱 회귀분석(Logistic regression)은 범주형 종속변수(반응변수)와 독립변수(설명변수) 사이의 관계를 선형함수를 이용하여 설명하고자 하는 모형이다. 알바트로스는 다항형 로지스틱 회귀분석도 가능하지만 본 매뉴얼은 기본편이므로, 가장 간단한 모형인 이분형 로지스틱 회귀분석에 대하여 설명하고자 한다. 회귀분석이라함은 X(설명변수)와 Y(반응변수)의 관계를 직선식으로 표현하는 것인데, Y가 이분형이면 회귀분석 자체가 성립되지 않는다. 이러한 이유로 기존에 통계모형형의 한 종류인 로짓모형을 적용하여 회귀분석을 수행할 수 있게 된다.

이분형 로지스틱 회귀분석은 종속변수(반응변수)가 성공과 실패와 같이 두 개의 범주로 구성되어 있고 이들의 발생 확률을 예측하는 모형이다. 의학 및 보건학에서는 질병의 유무 또는 생존의 유무를 주로 적용한다. 따라서, 연령에 따른 당뇨병 발생 확률 예측, 성별에 따른 심장병 발생 예측과 같은 분석에 활용할 수 있다. 로지스틱 회귀분석을 이해하기 위해 먼저 오즈(Odds)의 개념을 살펴보자. 오즈(Odds)는 성공과 실패의 비라고 할 수 있다. 어떠한 사건이 발생할 확률을 $p$라고 할 때, 오즈는 다음과 같다.

$$Odds = \frac{p}{1-p}$$

예를 들어, 암에 걸릴 확률이 0.3인 경우 암 발생 오즈(발생확률/비발생확률)는 약 0.429(0.3/0.7)이다. 만약 성공할 확률이 실패할 확률보다 크다면 오즈는 1보다 큰 값을 가지며 반대일 때 1보다 작은 값을 가지게 된다. 로지스틱 회귀분석의 핵심은 오즈의 로그변환인 로짓 값과 설명변수 간의 회귀분석이라고 할 수 있다.

$$logit(p) = \log Odds = \log \frac{p}{1-p}$$

여기서, $p$는 반응변수가 이항분포(Binomial distribution)를 따를 때 사건이 발생할 확률을 의미한다. 로지스틱 회귀분석의 결과는 오즈와 확률을 이용하여 해석할 수 있다. hn18_all 자료를 활용한 예시를 통하여 자세히 살펴보자.

### 1) 단순 로지스틱 회귀분석 [GLM-Logit]

단순 로지스틱 회귀분석은 설명변수가 하나인 모형으로 다음과 같이 나타낸다.

$$logit(p) = \beta_0 + \beta_1 X$$

연령에 따른 비만 발생 여부에 대해 분석해 보자.

#### 가. 연속형 설명변수를 활용한 로지스틱 회귀분석

① [Data Management] - [Data Handling] - [Make Variable]

BMI 수치(HE_BMI)를 활용하여 비만 여부 변수(BMI_F)를 생성한다. 이 때, ifelse 함수를 적용하여 BMI가 30 이상인 경우 비만(1)으로 그렇지 않으면 정상(0)으로 구분하는 변수를 생성한다.

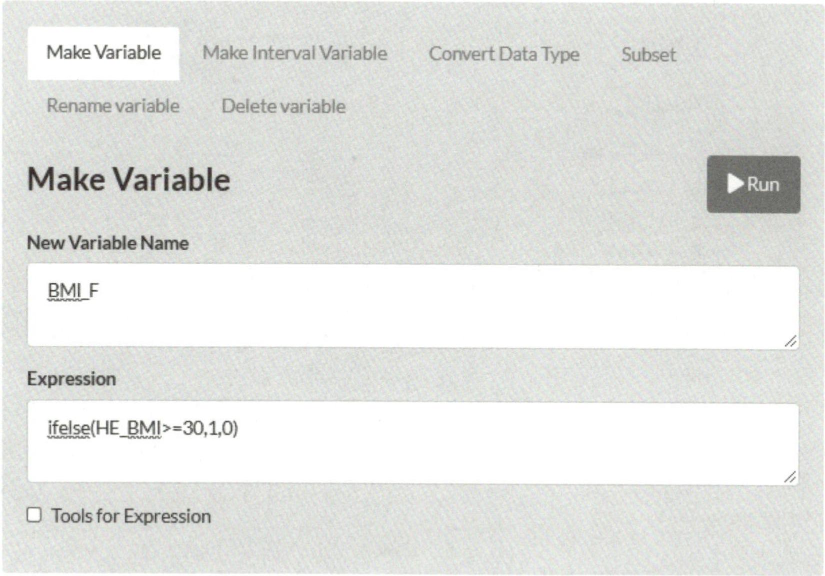


② [Regression] - [GLM-Logit] - [Logit]

[Response Variable]로 (BMI_F)를 선택하고 [Variable]로 (age)를 [Selected] 한다. 이분형 로지스틱 회귀분석을 위해 [Distribution]은 [binomial]을 [Link Function]은 [logit]을 선택한다. 오즈에 대한 결과와 95% 신뢰구간을 추정하기 위해 [Confidence Intervals for Coefficients]와 [Exponential Scale]을 선택한 후 ▶Run 실행한다.

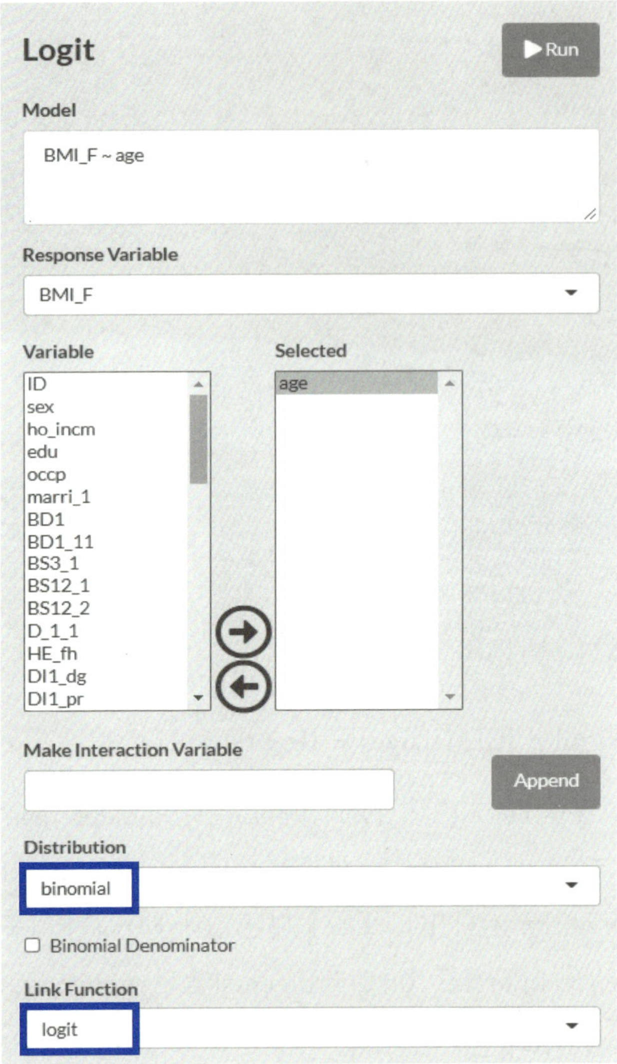
Logit
Run
Model
BMI_F ~ age
Response Variable
BMI_F
Variable
Selected
ID
sex
ho_incm
edu
occp
marri_1
BD1
BD1_11
BS3_1
BS12_1
BS12_2
D_1_1
HE_fh
DI1_dg
DI1_pr
age
Make Interaction Variable
Append
Distribution
binomial
Binomial Denominator
Link Function
logit

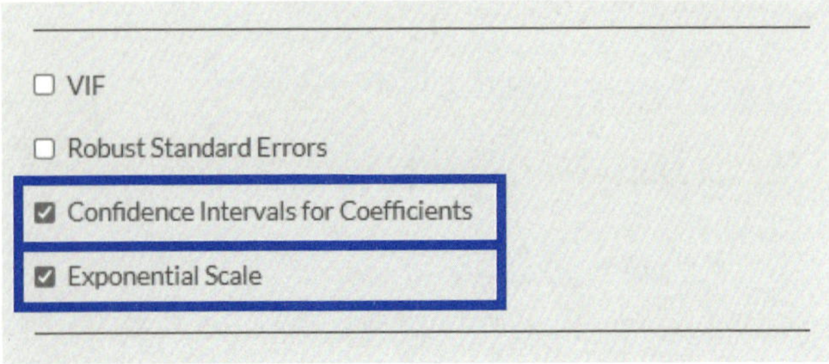
VIF
Robust Standard Errors
Confidence Intervals for Coefficients
Exponential Scale

Model Summary에서는 모형 적합도와 추정된 모수의 값을 확인할 수 있다. Model Checking Plot에서는 잔차산점도가 그려진다. Prediction은 적합값(Fitted value)이 산출된다. 모형 적합 결과는 다음과 같다.

Model Summary | Model Checking Plot | Prediction

### Model Summary 1

| | data |
|---|---|
| Family | binomial |
| Link | logit |
| Optimization | IWLS |
| Num of iteration | 5 |

### Coefficients

| | Estimate(Exp) | t-value | Pr(>\|t\|) | 2.5% | 97.5% |
|---|---|---|---|---|---|
| (Intercept) | 0.03968 | -25.98269 | 0.00000 | 0.03093 | 0.05035 |
| age | 1.00538 | 2.21258 | 0.02693 | 1.00064 | 1.01021 |

모형 적합 결과 추정된 회귀계수의 p-value가 모두 유의수준 0.05보다 작으므로 유의하다. 또한 연령의 변수인 age 계수의 신뢰구간이 1을 포함하지 않으므로 통계적으로 유의하다. 따라서, 응답자의 연령이 1세 증가하면 비만 발생 오즈는 1.00538배(95% 신뢰구간: 1.00064, 1.01021) 통계적으로 유의하게 증가한다. 다시 말해, 연령이 1세 증가하면 비만이 발생할 확률은 0.5% 정도 통계적으로 유의하게 증가한다고 할 수 있다.

### 나. 범주형 설명변수를 활용한 로지스틱 회귀분석

범주형 변수인 소득 사분위수(ho_incm)에 따른 비만 발생률에 대해 분석해 보자.

① [Data Management] - [Data Handling] - [Convert Data Type]

먼저 소득 사분위수를 factor형 변수로 변환한다.

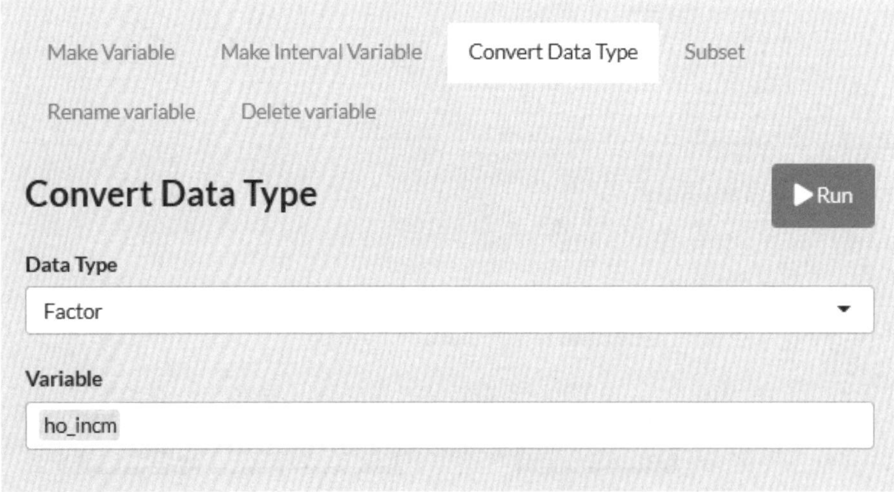


② [Regression] - [GLM-Logit] - [Logit]

앞선 방법과 동일하며 다음과 같이 변수를 설정한 후 

 실행한다.

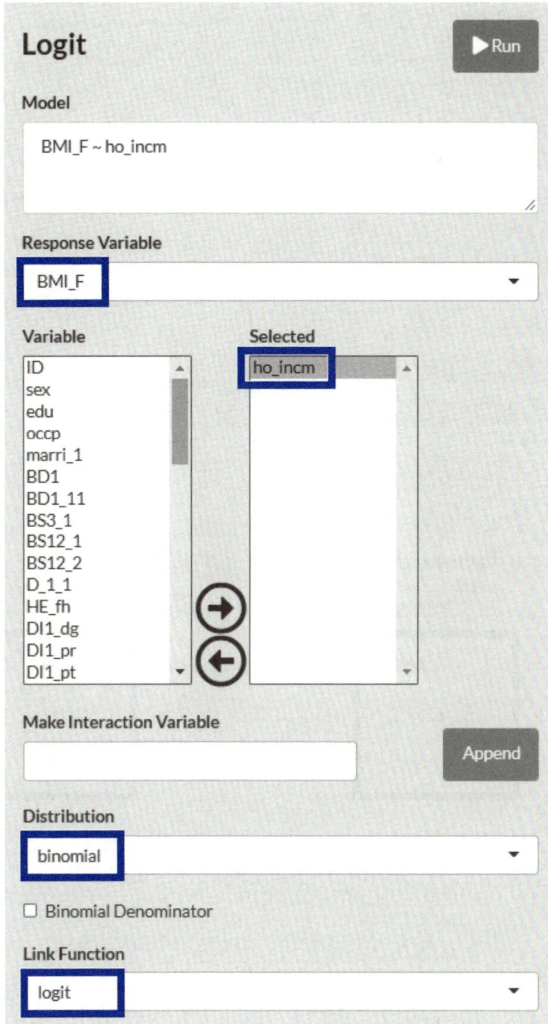
Logit
Run
Model
BMI_F ~ ho_incm
Response Variable
BMI_F
Variable
ID
sex
edu
occp
marri_1
BD1
BD1_11
BS3_1
BS12_1
BS12_2
D_1_1
HE_fh
DI1_dg
DI1_pr
DI1_pt
Selected
ho_incm
Make Interaction Variable
Append
Distribution
binomial
Binomial Denominator
Link Function
logit

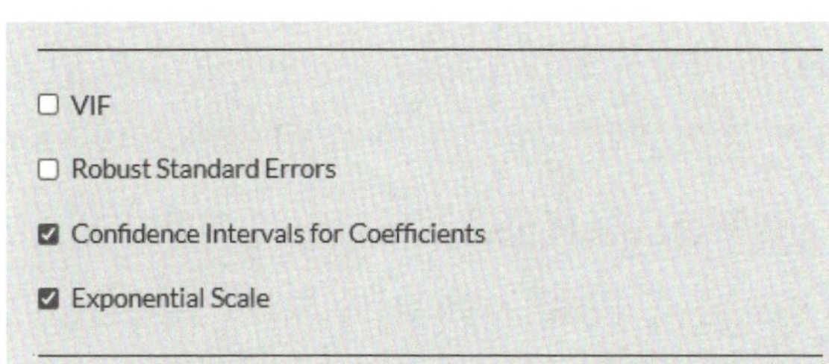
VIF
Robust Standard Errors
Confidence Intervals for Coefficients
Exponential Scale

모형 적합 결과는 다음과 같다.

Model Summary 1

| | data |
|---|---|
| Family | binomial |
| Link | logit |
| Optimization | IWLS |
| Num of iteration | 6 |

Coefficients

| | Estimate(Exp) | t-value | Pr(>\|t\|) | 2.5% | 97.5% |
|---|---|---|---|---|---|
| (Intercept) | 0.06716 | -23.52825 | 0.00000 | 0.05322 | 0.08351 |
| ho_incm2 | 0.82065 | -1.27746 | 0.20144 | 0.60645 | 1.11336 |
| ho_incm3 | 0.74624 | -1.91875 | 0.05502 | 0.55403 | 1.00844 |
| ho_incm4 | 0.56971 | -3.50028 | 0.00046 | 0.41555 | 0.78118 |

응답자의 소득분위가 '중하(incm==2)'인 경우 소득분위 '하(incm==1)'인 경우보다 비만 발생 오즈비가 0.82065배(95% 신뢰구간: 0.60645, 1.11336) 증가하지만 통계적으로 유의하지 않다. 소득분위가 '중상(incm==3)'인 경우 소득분위 '하(incm==1)'인 경우보다 비만 발생 오즈비가 0.74624배(95% 신뢰구간: 0.55403, 1.00844) 증가하지만 통계적으로 유의하지 않다. 반면, 소득분위가 '상(incm==4)'인 경우 소득분위 '하(incm==1)'인 경우보다 비만발생 오즈비가 0.56971배(95% 신뢰구간: 0.41555, 0.78118) 증가하여 비만이 발생할 확률은 약 50% 감소하는 것으로 나타났다. 95% 신뢰구간이 1을 포함하면 통계적으로 유의하지 않은 결과이고, 95% 신뢰구간이 1을 포함하지 않으면 통계적으로 유의한 결과이므로 이를 반드시 기억하도록 한다.

오즈비가 1보다 작은 경우에는 퍼센트 개념을 적용하는 것이 이해하기 쉽다. 다시 기술하자면, 소득분위 '하(incm==1)'인 경우보다 비만 발생 오즈비는 소득분위가 '중하(incm==2)'인 경우 18% 낮았고, 소득분위가 '중상(incm==3)'인 경우 26% 낮았으나 통계적으로 유의하지 않았으며, 소득분위'상(incm==4)'인 경우 43% 정도 통계적으로 유의하게 낮은 것으로 나타났다.

### 2) 다중 로지스틱 회귀분석 [GLM-Logit]

설명변수가 2개 이상($q$개)인 로지스틱 회귀분석을 다중 로지스틱 회귀분석이라고 하며 다음과 같이 나타낼 수 있다.

$$logit(p) = \beta_0 + \beta_1 X_1 + \beta_2 X_2 + \cdots + \beta_q X_q$$

앞서 분석한 연령과 소득분위를 활용하여 비만 발생 여부를 분석하여 보자.

① [Regression] - [GLM-Logit] - [Logit]

앞의 모형에서 ho-incm을 추가로 선택하여 다음과 같이 변수를 설정한 후 ▶Run 실행한다.

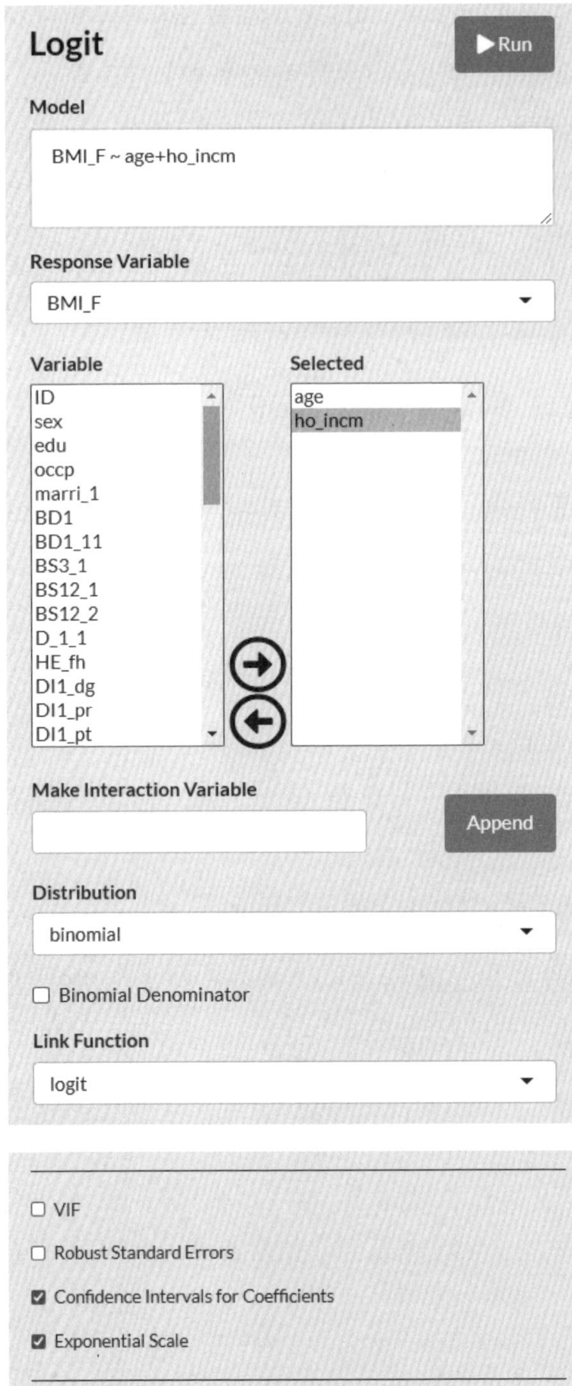
Logit
Run
Model
BMI_F ~ age+ho_incm
Response Variable
BMI_F
Variable
ID
sex
edu
occp
marri_1
BD1
BD1_11
BS3_1
BS12_1
BS12_2
D_1_1
HE_fh
DI1_dg
DI1_pr
DI1_pt
Selected
age
ho_incm
Make Interaction Variable
Append
Distribution
binomial
Binomial Denominator
Link Function
logit
VIF
Robust Standard Errors
Confidence Intervals for Coefficients
Exponential Scale

모형 적합 결과, 추정된 로지스틱 회귀식은 다음과 같다.

Model Summary 1

| | data |
|---|---|
| Family | binomial |
| Link | logit |
| Optimization | IWLS |
| Num of iteration | 6 |

Coefficients

| | Estimate(Exp) | t-value | Pr(>\|t\|) | 2.5% | 97.5% |
|---|---|---|---|---|---|
| (Intercept) | 0.05447 | -15.10254 | 0.00000 | 0.03705 | 0.07888 |
| age | 1.00349 | 1.37007 | 0.17066 | 0.99854 | 1.00854 |
| ho_incm2 | 0.86943 | -0.87269 | 0.38283 | 0.63549 | 1.19242 |
| ho_incm3 | 0.80108 | -1.37645 | 0.16868 | 0.58484 | 1.10079 |
| ho_incm4 | 0.61029 | -2.93030 | 0.00339 | 0.43852 | 0.84978 |

소득분위를 보정하였을 때, 연령이 1세 증가하면 비만 발생 오즈비는 1.00349배(95% 신뢰구간: 0.99854, 1.00854) 증가하지만 통계적으로 유의하지 않다. 또는 다음과 같이 해석할 수 있다. 응답자의 연령을 보정하였을 때, 비만 발생 오즈비는 소득분위 '하(incm==1)'인 경우보다 소득분위가 '중하(incm==2)'인 경우 13% 낮았고, 소득분위가 '중상(incm==3)'인 경우 20% 낮았으나 통계적으로 유의하지 않았으며, 소득분위 '상(incm==4)'인 경우 39% 정도 통계적으로 유의하게 낮은 것으로 나타났다.

## 7. 생존분석 [Survival Analysis]

생존분석은 의학·보건학에서 주로 사용되는 통계모형으로 관심사건(interest of event)이 발생할 때까지의 시간인 생존시간(survival time 또는 time-to-event) 및 시간에 따른 사건 발생확률을 분석하는 방법이다. 유방암 환자를 대상으로 시간에 따른 방사능 치료의 효과 분석, 청소년의 마리화나 시작 시점에 대한 연구, 백혈병 환자들에 대한 화학 요법의 지속적 사용에 따른 효과 연구 등을 분석할 때 적용하는 통계분석 방법이다. 생존 분석의 가장 큰 특징은 관심 있는 반응변수가 어떤 사건의 발생 시점이라는 점이다. 따라서 생존분석은 시간에 따른 관측 자료를 필요로 한다. 그런데 자료 수집 과정에서 완전한 자료를 구축하는 것은 불가능하다. 연구 기간이 종료될 때까지 사망이나 재발(recurrence)과 같은 관심 사건이 발생하지 않을 수 있으며, 관측 기간 중 대상자가 사망 (또는 재발)할 수도 있다. 이러한 자료를 중도절단자료(censored data)라 부르며 생존분석은 중도절단자료의 속성을 고려한 모형 적합이 이루어진다.

생존분석에서 자주 사용되는 함수는 생존함수(Survival function)와 위험함수(Hazard function)이다. 생존함수는 $t$시점 이상 생존할 확률 또는 $t$시점까지 사망하지 않고 생존할 확률을 의미한다.

$$S(t) = \Pr(T \geq t) = 1 - F(t)$$

위험함수란 어떤 임의의 $t$시점까지는 생존했다가 $t$시점 바로 직후에 사망하게 되는 순간위험률이다.

$$h(t) = \lim_{h \to 0} \frac{\Pr(t \leq T \leq t + h | T \geq t)}{h} = \frac{d(1 - S(t))/dt}{S(t)}$$

위험함수를 사용하여 누적 위험함수를 정의하면 다음과 같으며 생존함수로 표현할 수 있다.

$$H(t) = \int_0^t h(x)dx = -\log S(t)$$

이제 예제를 통하여 자세히 살펴보자. 생존분석을 위한 자료는 R에서 제공하는 pbc 자료를 활용한다. [material]에서 .RData 형식으로 다운받을 수 있다.

※ pbc 자료는 mayo clinic에서 수집된 원발성 담즙성 간경화증(primary biliary cirrhosis) 환자들의 생존에 대한 자료이다.

| 변수 | 내용 |
|---|---|
| time | 생존 시간(days) |
| status | 0=생존, 1=간이식, 2=사망 |
| trt | 1=페니실린, 2=플라시보 |
| age | 연령 |
| sex | m=남성, f=여성 |
| edema | 0=부종 없음, 0.5=약간의 부종, 1=심각한 부종 |

### 1) 누적생존율 산출 [Kaplan-Meier Estimator]

알바트로스는 생존함수 추정을 위하여 가장 널리 사용되는 비모수 추정 방법인 Kaplan-Meier방법을 활용한다. 여기서 각 생존 시간은 서로 독립이며 중도 절단은 생존 시간과 독립이라고 가정한다. 원발성 담즙성 간경화증 환자들의 누적생존율을 산출하여 보자.

① [Data Management] - [Data Handling] - [Make Variable]

status의 0(생존)과 1(간이식)은 중도절단(0)으로 2(사망)는 event 발생(1)으로 변환한다.

| status | status2 |
|---|---|
| 0(생존) | 0(중도절단) |
| 1(간이식) | |
| 2(사망) | 1(event 발생) |

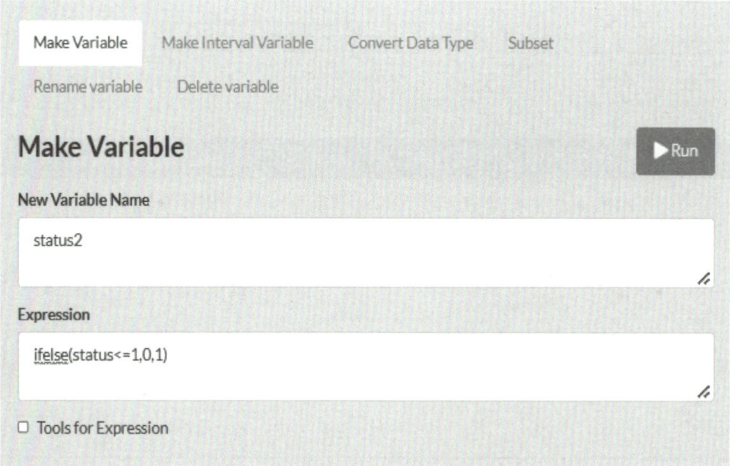


② [Survival Analysis] - [Kaplan-Meier Estimator]

[Survival time]은 시간 변수를, [Indicator]는 상태 변수를 선택하고 실행한다.

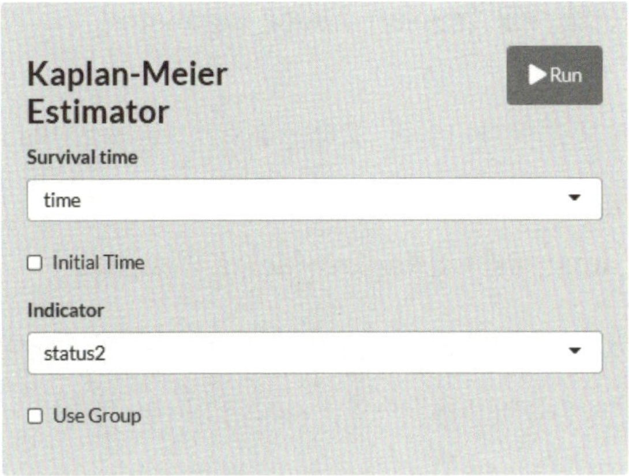


실행 결과 Data Summary 페이지는 입력 자료의 요약 값들을 제시한다.

Data Summary

| records | n.max | n.start | events | rmean | se(rmean) | median | 0.95LCL | 0.95UCL |
|---|---|---|---|---|---|---|---|---|
| 186.00 | 186.00 | 186.00 | 161.00 | 1542.10 | 84.66 | 1217.00 | 1077.00 | 1487.00 |

Kaplan-Meier Curve에서 누적생존율 그래프를 확인할 수 있다. 추정된 누적 생존률 그래프(Kaplan-Meier Curve)는 다음과 같다.

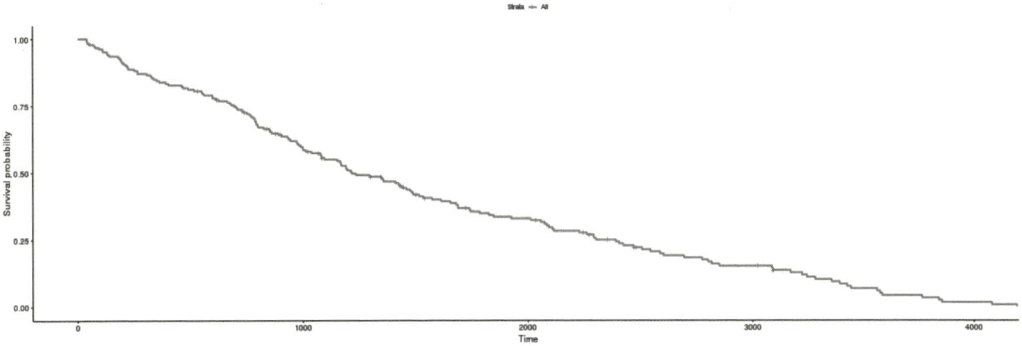

### 2) 두 생존곡선의 비교 [Kaplan-Meier Estimator]

이번에는 플라시보와 페니실린 처방군 간의 생존률을 비교해 보자.

① [Survival Analysis] - [Kaplan-Meier Estimator]

앞선 분석과 동일하며 [Use Group]에 그룹변수를 입력한다. [Log-Rank Test]는 두 그룹간의 생존율의 차이가 있는지 검정할 수 있다.

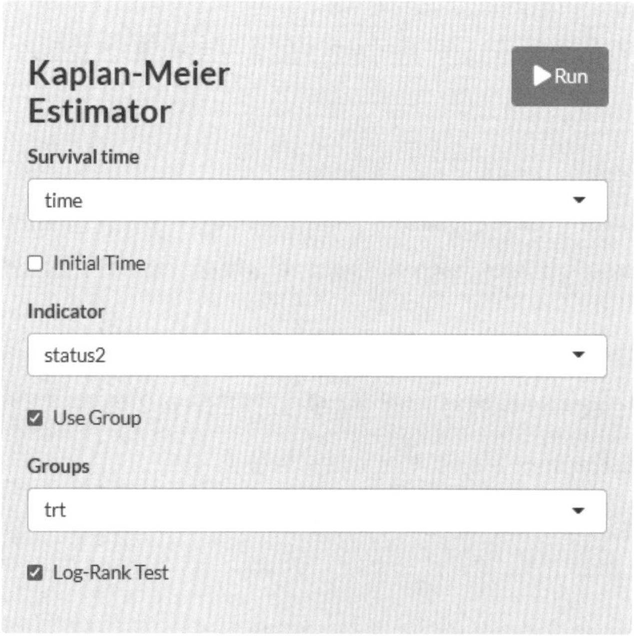


그룹을 설정할 경우, [Group K-M Estimates]와 [Group K-M Curve] 페이지가 추가로 생성된다. [Group K-M Estimates]에서는 군별 추정량을 확인할 수 있으며 [Group K-M Curve]에서 그래프를 이용하여 그룹에 따른 누적생존률을 비교할 수 있다.

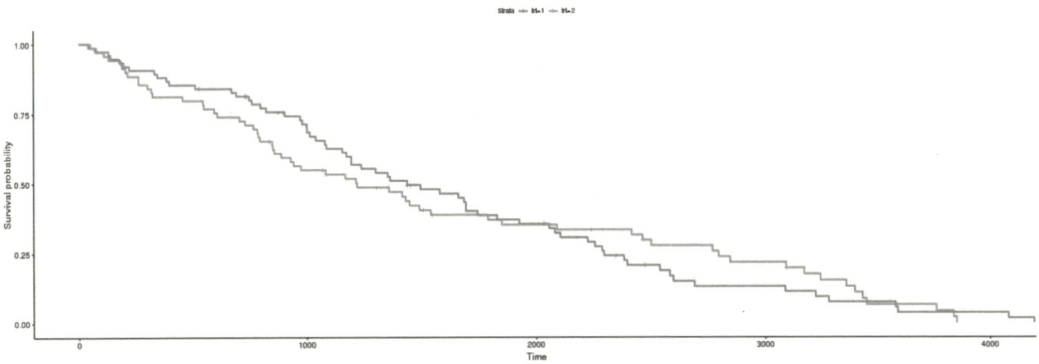


2,000일 이전까진 페니실린을 처방받은 그룹(trt=1)의 생존율이 더 높은 것으로 보이며 2,000일 이후에는 플라시보 그룹(trt=2)의 생존율이 더 높은 것으로 나타났다.

추가로 그룹별 생존율의 차이를 검정한 결과는 다음과 같다.

$$H_0 : S_1(t) = S_2(t)$$

위 귀무가설에 대하여 Log-Rank Test의 p-value가 0.922로 귀무가설을 기각하지 못하므로 관찰기간 동안 두 그룹간 생존함수가 다르다고 할 수 없다. 덧붙여 설명하면, 위의 Kaplan-Meier에 의한 두 생존곡선이 평행이 아니고 교차 (cross)하는 경우이므로 Log-Rank Test 방법이 아닌 Gehan 검정이나 Tarone-Ware 검정등 다른 검정법도 적용해 보아야 할 것이다.

Data Summary

| records | n.max | n.start | events | rmean | se(rmean) | median | 0.95LCL | 0.95UCL |
|---|---|---|---|---|---|---|---|---|
| 186.00 | 186.00 | 186.00 | 161.00 | 1542.10 | 84.66 | 1217.00 | 1077.00 | 1487.00 |

Group Data Summary

| | records | n.max | n.start | events | rmean | se(rmean) | median | 0.95LCL | 0.95UCL |
|---|---|---|---|---|---|---|---|---|---|
| trt=1 | 75.00 | 75.00 | 75.00 | 65.00 | 1635.70 | 126.31 | 1434.00 | 1152.00 | 1827.00 |
| trt=2 | 69.00 | 69.00 | 69.00 | 60.00 | 1618.06 | 150.48 | 1217.00 | 859.00 | 1786.00 |

Log-Rank Test Table

| N | Observed | Expected | (O-E)^2/E | (O-E)^2/V |
|---|---|---|---|---|
| 75.000 | 65.000 | 65.538 | 0.004 | 0.010 |
| 69.000 | 60.000 | 59.462 | 0.005 | 0.010 |

Log-Rank Test Results

| Chisq | Degrees of freedom | p-value |
|---|---|---|
| 0.010 | 1.000 | 0.922 |

### 3) 교란변수의 보정 [Cox Model]

Cox's 비례 위험 모형은 위험함수를 활용하여 생존시간과 공변량의 관계를 나타낸 모형이다. 비모수적인 방법이지만 모수적 방법보다 더 자주 사용된다. 공변량은 연속형과 범주형 모두 가능하나 변수의 속성에 따라 추정 계수와 해석이 상이하므로 모형 적합전 변수 속성을 반드시 확인하여야 한다. 이제 공변량으로 연속형변수인 연령(age)과 범주형 변수인 부종여부(edema)를 활용하여 원발성 담즙성 간경화증 환자의 사망률을 추정하여 보자.

① [Data Management] - [Data Handling] - [Convert Data Type]

모형 적합 전 자료의 속성을 먼저 확인한다.
age는 numeric, edema는 factor임을 확인해야 한다.

| age | numeric |
|---|---|
| sex | factor |
| ascites | integer |
| hepato | integer |
| spiders | integer |
| edema | factor |

② [Survival Analysis] - [Cox Model]

[Survival Time]은 생존시간을 나타내는 변수를, [Variable]은 공변량을 선택한다. [Censoring Indicator]는 관심사건을 나타내는 변수로 (status2)를 선택한 후 관심사건인 '사망' 값은 1이므로 [Model]에 status2==1 식을 작성한다. event 변수의 기본값은 1로 설정되어 있다.

※ Method for tie handling은 동점 처리에 대한 옵션으로 일반적으로 Breslow 근사법을 활용한다.

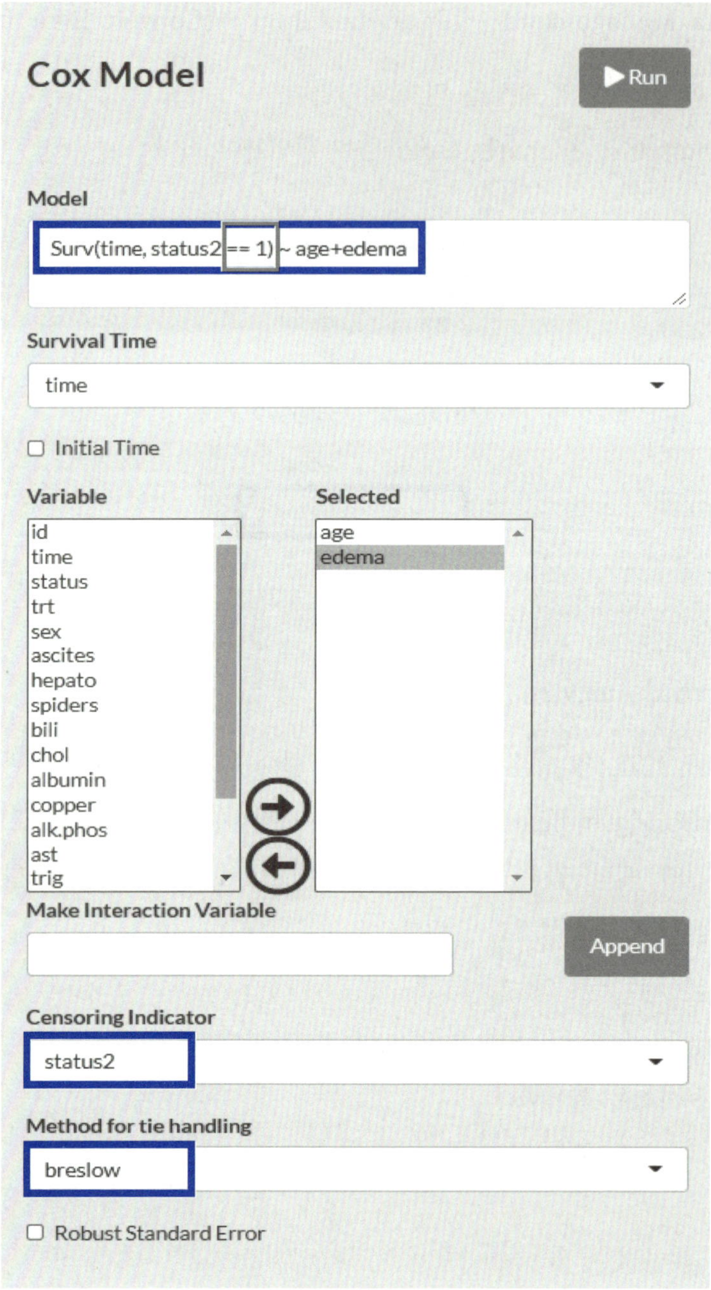
Cox Model
Run
Model
Surv(time, status2 == 1) ~ age+edema
Survival Time
time
Initial Time
Variable
Selected
id
time
status
trt
sex
ascites
hepato
spiders
bili
chol
albumin
copper
alk.phos
ast
trig
age
edema
Make Interaction Variable
Append
Censoring Indicator
status2
Method for tie handling
breslow
Robust Standard Error

| n | number of events |
|---|---|
| 418 | 25 |

| Concordance | se |
|---|---|
| 0.753 | 0.042 |

Coefficients

| | coef | exp(coef) | se(coef) | z | Pr(>\|z\|) |
|---|---|---|---|---|---|
| age | -0.093867 | 0.910404 | 0.023092 | -4.064867 | 0.000048 |
| edema0.5 | 0.855512 | 2.352578 | 0.619628 | 1.380687 | 0.167375 |
| edema1 | -15.556327 | 0.000000 | 3936.576347 | -0.003952 | 0.996847 |

Confidence Interval

| | exp(coef) | exp(-coef) | lower .95 | upper .95 |
|---|---|---|---|---|
| age | 0.9104 | 1.0984 | 0.8701 | 0.9526 |
| edema0.5 | 2.3526 | 0.4251 | 0.6984 | 7.9245 |
| edema1 | 0.0000 | 5701996.1223 | 0.0000 | Inf |

Proportional Hazard Assumption Check

| | Statistic | df | p-value |
|---|---|---|---|
| age | 0.436 | 1.000 | 0.509 |
| edema | 0.798 | 2.000 | 0.671 |
| GLOBAL | 1.095 | 3.000 | 0.778 |

Coefficients 표를 활용하여 결과를 해석할 수 있다. 부종 정도를 보정하였을 때, 연령이 1세 증가하면 사망 위험도는 0.9배 통계적으로 유의하게 증가한다고 해석할 수 있다(HR: 0.91, 95% CI: 0.87-0.95). edema에 따른 사망 위험도의 변화는 유의하지 않았다.

※ Cox's 비례 위험 모형은 추정된 exp($\beta$)효과가 시간이 변하더라도 불변함을 가정한다. 따라서, 모든 공변량이 시간에 따른 변화를 갖는지 확인해야 한다. Proportional Hazard Assumption Check 표는 각 공변량이 시간에 따라 일정한지 검정한 표이다. 귀무가설이 가정을 만족한다고 할 때, 모든 p-value가 0.05보다 크므로 위의 분석에서 모든 공변량은 시간에 따른 변화가 없다고 할 수 있다.

# 4 Practice

이제 알바트로스를 활용하여 실제 논문 작성을 위한 통계분석을 수행해 보자. 이번 장에서는 역학 연구에서 주로 사용하는 두 가지 연구 디자인과 관련된 예제를 마련하였다. 1절에서는 단면 연구를, 2절에서는 코호트 연구를 다루고 있으며, 준비된 예제는 출판된 논문(노종현 외, 2020) 및 통계 소프트웨어 R 블로그(STHDA)를 참고하였다. 해당 참고 문헌을 읽어 보면 실제로 분석 결과가 어떻게 활용되고 있는지 살펴볼 수 있다.

예제별로 필요한 값들을 결과표로 제시하였다. 예시를 바탕으로 알바트로스 분석 툴을 활용하여 제시된 표를 채워보자. 정답은 부록에서 확인할 수 있다.

## 1. Case Study Ⅰ - **단면 연구**(cross-sectional study)

단면 연구는 노출 변수(X)와 결과 변수(Y)를 동시에 측정하여 이들 간의 관련성을 살펴보는 연구로, 인과관계의 입증은 어려우나 비용과 시간이 적게 소요되어 의학 및 보건학 분야에서 흔히 사용되는 연구 방법이라 할 수 있다.

참고 문헌(노종현 외, 2020)에서는 정신건강에 스트레스, 자살 생각 등이 포함되어 있으나, 본 교재에서는 우울 증상만을 다룰 예정이며, 활용 자료도 3년간

(2016-2018)의 자료가 아닌 2018년도 자료만을 다룬다. 또한, 국민건강영양조사는 원시 자료 이용 지침서에 의해 반드시 표본 가중치를 적용하도록 권고하고 있으나 본 교재에서는 기본 분석만을 다루므로 가중치 분석은 다루지 않는다.

○ 연구 목적: 중장년층에서 독거 및 직업유무와 우울 유병 간의 관련성 검토
○ 활용 자료: 국민건강영양조사 제7기(2018)
○ 연구 대상: 40-59세
○ 연구 변수:

<table>
<tr><th>구분</th><th>변수명(코딩변수명)</th><th>변수설명</th></tr>
<tr><td>반응변수</td><td>PHQ-9(mh_PHQ_s)</td><td>최근 2주간의 우울감, 수면의 변화, 피로감 등의 9가지 요소로 구성된 우울증 평가 점수. 0~27의 값을 가지며 점수가 높을수록 우울증의 정도가 심각하다고 판단한다. 원시자료 이용 지침서에 따라 10점 이상을 우울군으로 범주화할 수 있다.</td></tr>
<tr><td rowspan="2">설명변수</td><td>가구원수(cfam)</td><td>1: 1명<br>2: 2명<br>3: 3명<br>4: 4명<br>5: 5명<br>6: 6명 이상<br>9: 모름, 무응답</td></tr>
<tr><td>경제활동 상태(EC1_1)</td><td>1: 예(취업자)<br>2: 아니오(실업자, 비경제활동인구)<br>8: 비해당(만15세 미만)<br>9: 모름, 무응답</td></tr>
<tr><td rowspan="3">보정변수</td><td>성별(sex)</td><td>1: 남자<br>2: 여자</td></tr>
<tr><td>연령(age)</td><td>연속형 변수, 만 □□세</td></tr>
<tr><td>지역(town_t)</td><td>1: 동<br>2: 읍/면<br>*본 분석에서는 동인 경우는 도시로, 읍/면인 경우는 시골로 분류한다.</td></tr>
</table>

| 구분 | 변수명(코딩변수명) | 변수설명 |
|---|---|---|
| | 가구 소득 수준(ho_incm) | 1: 하<br>2: 중하<br>3: 중상<br>4: 상 |
| | 교육 수준(edu) | 1: 초졸 이하<br>2: 중졸<br>3: 고졸<br>4: 대졸 이상 |
| | 폭음 빈도(BD2_31, BD2_32) | BD2_31(만12세 이상), BD2_32(여성)<br>1: 전혀 없음<br>2: 월1회 미만<br>3: 월1회 정도<br>4: 주1회 정도<br>5: 거의 매일<br>8: 비해당<br>9: 모름, 무응답 |
| | 흡연상태(BS3_1) | 1: 매일 피움<br>2: 가끔 피움<br>3: 과거엔 피웠으나 현재 피우지 않음<br>8: 비해당<br>9: 모름, 무응답 |
| | 주관적 건강 수준(D_1_1) | 1: 매우 좋음<br>2: 좋음<br>3: 보통<br>4: 나쁨<br>5: 매우 나쁨 |

분석 연습을 위한 자료는 알바트로스 [Material]에서 다운로드할 수 있다. 이제 PracticeCaseI.csv 자료를 활용하여 실습하여 보자. PracticeCaseI.csv 자료는 2018년도 국민건강영양조사에서 필요한 변수와 40세부터 59세만 입력된 자료이다. 참고 논문(DOI: 10.14367/kjhep.2020.37.3.1)은 2016년도부터 2018년까지 3개년을 통합한 자료를 사용하고 있는데 다른 연도의 자료를 함께 활용하고

싶은 경우 질병관리청의 국민건강영양조사 홈페이지(https://knhanes.kdca.go.kr/knhanes/sub03/sub03_02_05.do)에서 얻을 수 있다.

### 가. 대상자 선정

주요 노출변수인 독거 여부(cfam)와 주요 결과변수인 우울 점수(mh_PHQ_s)가 모두 결측이 아닌 대상자만 본 연구의 분석 대상자이다. 따라서, 2018년도 국민건강영양조사 대상자 7,992명 중에서 연령이 40-59세인 2,425명을 선택하였다. 그 중 우울 점수가 결측인 113명, 우울 점수 및 경제활동 상태 결측은 94명으로 207명을 제외한 2,218명이 최종 분석 대상자이다. 대상자 선정 그림은 아래와 같다.

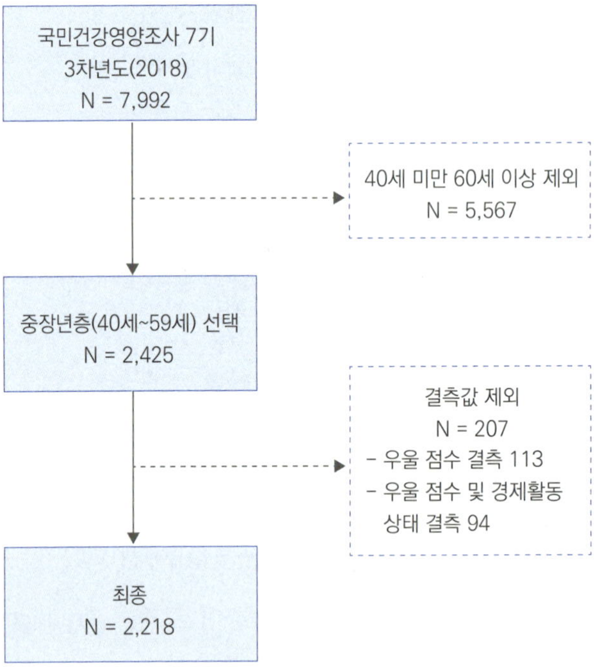


분석 대상자 선정 순서도

## 나. 변수 처리

먼저 주어진 자료를 분석에 필요한 형태로 다듬어 보자. 본 연구에서 필요한 전처리 내용을 표로 정리하였다. 확인란에 표시하면서 각 내용을 하나씩 수행하여 보자.

* Tip! 무응답 혹은 결측값(NA)을 유의하며 범주화하여보자.
* Tip! 범주형 변수는 기저범주를 고려하며 값을 지정하여야 한다.

| 처리내용 | 활용 변수명 | 새로운 변수명* | 확인 |
|---|---|---|---|
| 연령변수를 5세 간격의 연령군으로 범주화하여 보자<br>예) 40~44세→1, 45~49세→2, 50~54세→3, 55~59세→4, 무응답 혹은 NA→5 | age | ageF | V |
| {비흡연, 과거 흡연, 흡연}으로 흡연 상태를 재범주화하여 보자 | BS3_1 | smok | |
| 폭음 빈도 1주일 1회 이상과 그 미만으로 폭음 여부 변수를 생성하여 보자 | BD2_31<br>BD2_32 | bdrink | |
| 가구원 수에 따라 독거여부 변수를 생성하여 보자. 관심 집단은 독거군이므로 기저 범주는 비독거이다. | cfam | alone | |
| 경제활동상태를 활용하여 직업 유무 변수를 생성하여 보자. 관심 집단은 유직업군으로 기저 범주는 직업이 없는 상태이다. | EC1_1 | occp | |
| PHQ-9 점수가 10점 이상인 경우 우울군으로 분류한다. | mh_PHQ_S | phqF | |

** 다수의 변수를 활용하는 경우, 분석자가 구분하기 쉬운 이름으로 변경하는 것이 편리하다. 기재된 변수는 예시이며 나름의 변수명을 사용하여 분석을 진행하여 보자.

ifelse 함수를 적용하여 연령군 변수를 함께 생성하여 보자. 나머지 변수를 생성하는 과정은 본 교재에서 다루지 않으니 독자가 직접 수행하고 부록의 정답과 비교하도록 한다.

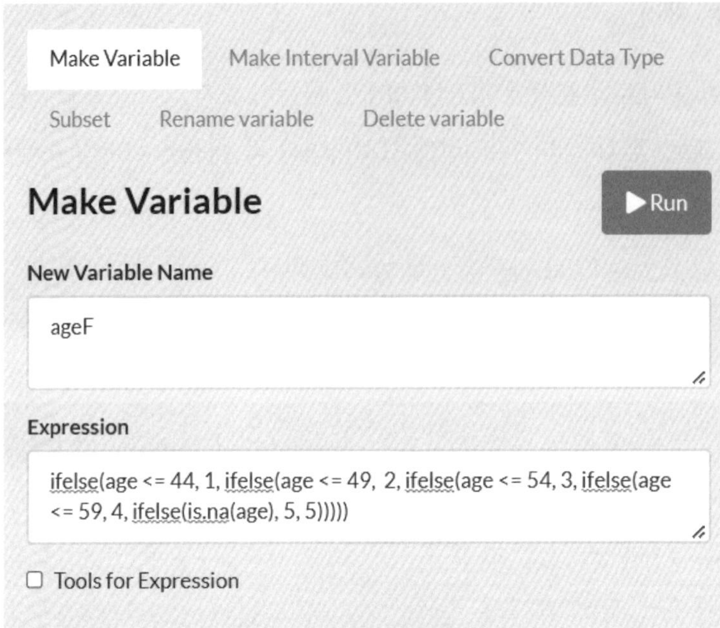


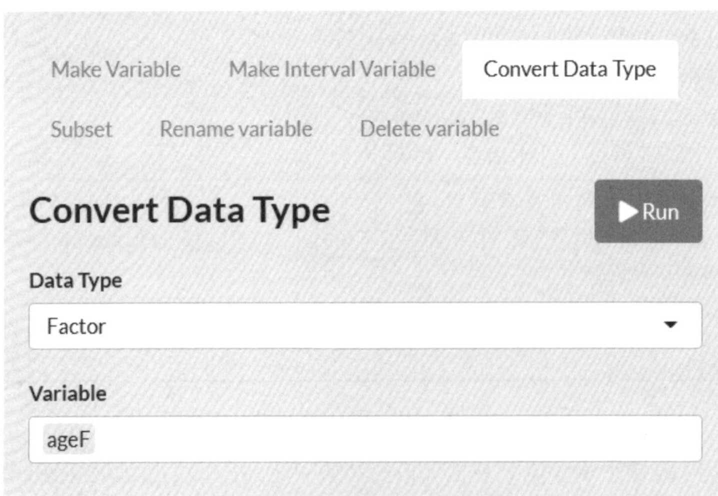


※ 변수의 타입 변환은 필요 변수를 모두 생성한 후 한 번에 처리하면 효율적으로 분석을 진행할 수 있다.

### 다. 연구 대상자의 일반적 특성

중장년층에서 독거 및 직업 유무와 정신건강 유병 간의 관련성을 검토하기 전에 집단별 인구학적 특성을 살펴보고, 카이제곱 검정을 활용하여 집단별 인구학적 특성에 차이가 있는지 살펴보자.

함께 성별과 연령에 대한 일반적 특성을 요약해 보자. 표 전체에 대한 답은 부록에서 확인할 수 있다.

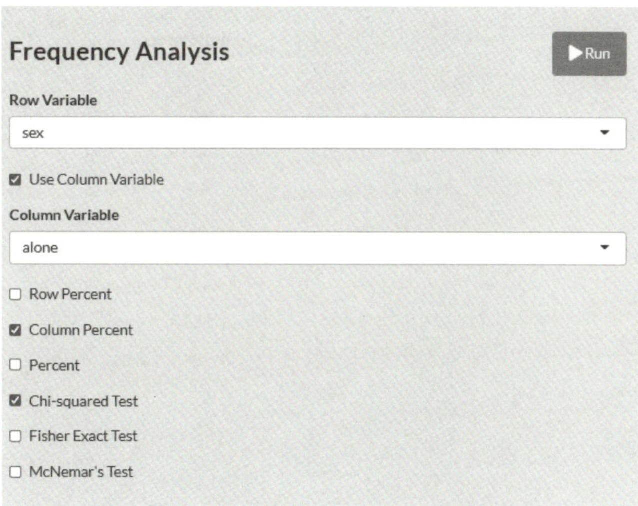


Row Variable : sex , Column Vari

Data Summary　Chart

Frequency Table

| | 1 | 2 | Total |
|---|---|---|---|
| 1 | 839 | 85 | 924 |
| 2 | 1200 | 94 | 1294 |
| Total | 2039 | 179 | 2218 |

Column Percent Table

| | 1 | 2 |
|---|---|---|
| 1 | 41.1476 | 47.4860 |
| 2 | 58.8524 | 52.5140 |

Pearson's Chi-squared

| X-squared | df | p-value |
|---|---|---|
| 2.4656 | 1.0000 | 0.1164 |

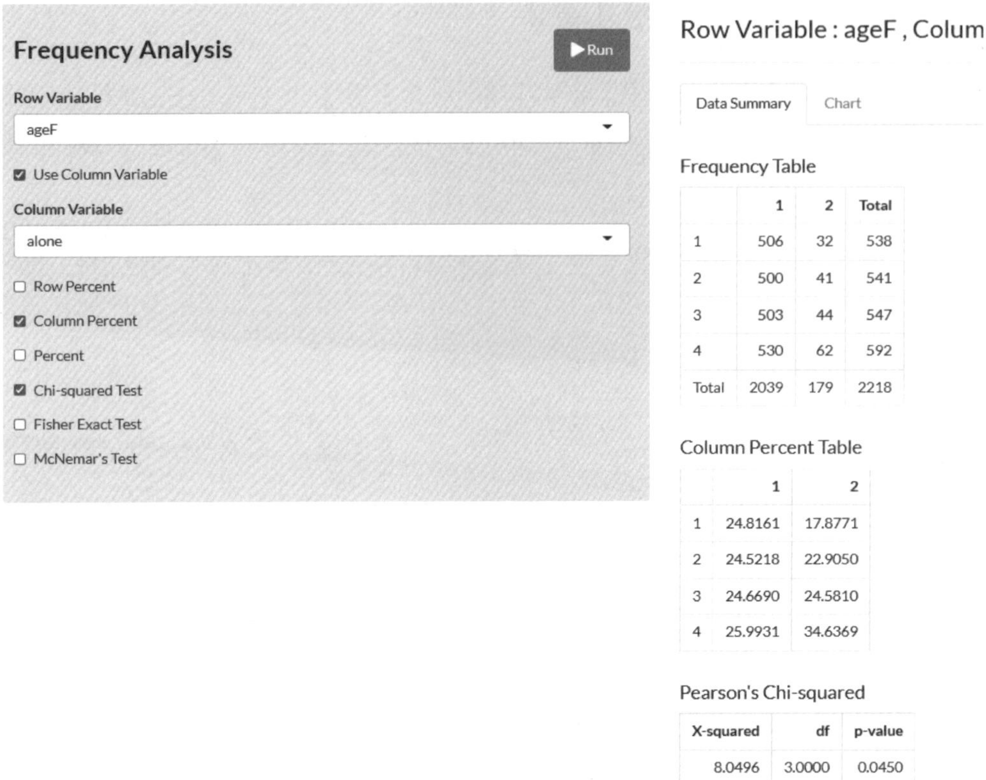


Frequency Table

| | 1 | 2 | Total |
|---|---|---|---|
| 1 | 506 | 32 | 538 |
| 2 | 500 | 41 | 541 |
| 3 | 503 | 44 | 547 |
| 4 | 530 | 62 | 592 |
| Total | 2039 | 179 | 2218 |

Column Percent Table

| | 1 | 2 |
|---|---|---|
| 1 | 24.8161 | 17.8771 |
| 2 | 24.5218 | 22.9050 |
| 3 | 24.6690 | 24.5810 |
| 4 | 25.9931 | 34.6369 |

Pearson's Chi-squared

| X-squared | df | p-value |
|---|---|---|
| 8.0496 | 3.0000 | 0.0450 |

Table 1. Distribution of general characteristics of study subjects by status of living alone

| Characteristic | All | Living alone | | Not living alone | | P-value* |
|---|---|---|---|---|---|---|
| | n | n | % | n | % | |
| All | 2218 | 179 | 8.1 | 2039 | 91.9 | |
| Sex | | | | | | 0.116 |
| Men | 924 | 85 | 47.5 | 839 | 41.1 | |
| Women | 1294 | 94 | 52.5 | 1200 | 58.9 | |
| Age, year | | | | | | 0.045 |
| 40-44 | 538 | 32 | 17.9 | 506 | 24.8 | |
| 45-49 | 541 | 41 | 22.9 | 500 | 24.5 | |
| 50-54 | 547 | 44 | 24.6 | 503 | 24.7 | |
| 55-59 | 592 | 62 | 34.6 | 530 | 26.0 | |
| Paid work | | | | | | |
| No | | | | | | |
| Yes | | | | | | |
| Unknown | | | | | | |
| Area | | | | | | |
| Urban | | | | | | |
| Rural | | | | | | |
| Unknown | | | | | | |
| Household income | | | | | | |
| Lower | | | | | | |
| Lower middle | | | | | | |
| Middle high | | | | | | |
| High | | | | | | |
| Unknown | | | | | | |
| Binge drinking | | | | | | |
| No | | | | | | |
| Yes | | | | | | |
| Unknown | | | | | | |
| Smoking status | | | | | | |
| No | | | | | | |

| Characteristic | All | Living alone | | Not living alone | | P-value* |
|---|---|---|---|---|---|---|
| | n | n | % | n | % | |
| Past | | | | | | |
| Current | | | | | | |
| Unknown | | | | | | |
| Education level | | | | | | |
| Less than elementary | | | | | | |
| Middle school | | | | | | |
| High school | | | | | | |
| More than College | | | | | | |
| Unknown | | | | | | |
| Subjective health status | | | | | | |
| Very good | | | | | | |
| Good | | | | | | |
| Normal | | | | | | |
| Bad | | | | | | |
| Very bad | | | | | | |
| Unknown | | | | | | |

*p value was estimated using chi-square test.

### 라. 일반적 특성에 따른 우울 정도

이번에는 인구학적 특성에 따른 우울 정도를 비교하여 보자. 우울 상태는 기존 우울증 점수인 PHQ-9 점수와 PHQ-9을 10점 이상인 우울군 여부로 나누어 자료를 요약하고 인구학적 특성별 평균 혹은 비율에 차이가 있는지 검정하여 보자.

* Tip! 연속형 변수인 경우 t-test 혹은 ANOVA를, 범주형인 경우 카이제곱검정을 이용하여 차이를 살펴볼 수 있다.

연령군에 따른 PHQ-9 점수의 평균과 표준편차를 계산하고 차이 검정을 진행하여보자. 표의 모든 결과는 부록에서 찾아볼 수 있다.

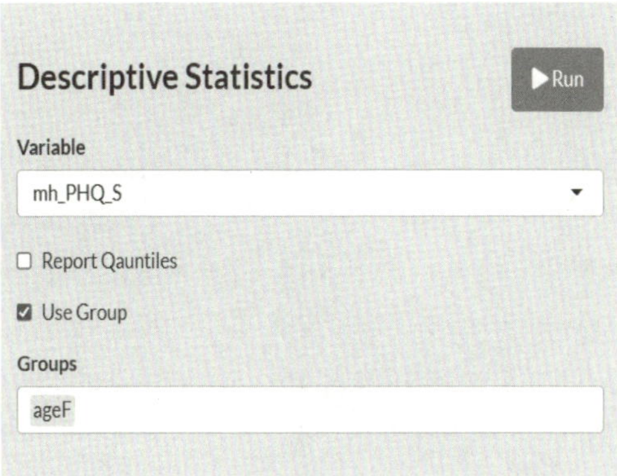


Group Results

| ageF | n | mean | min | median | max | sd | se |
|---|---|---|---|---|---|---|---|
| 1 | 538 | 2.2007 | 0.0000 | 1.0000 | 27.0000 | 3.1310 | 0.1350 |
| 2 | 541 | 2.1257 | 0.0000 | 1.0000 | 20.0000 | 3.1738 | 0.1365 |
| 3 | 547 | 1.9598 | 0.0000 | 0.0000 | 27.0000 | 3.2831 | 0.1404 |
| 4 | 592 | 2.1149 | 0.0000 | 1.0000 | 21.0000 | 3.2400 | 0.1332 |

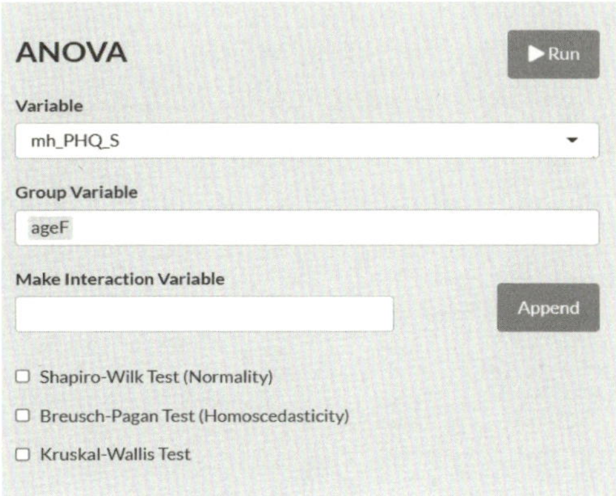


ANOVA

| | Df | Sum.Sq | Mean.Sq | F.value | Pr..F. |
|---|---|---|---|---|---|
| Model | 3 | 16.7031 | 5.5677 | 0.5408 | 0.6544 |
| Residuals | 2214 | 22793.0769 | 10.2950 | NA | NA |
| Total | 2217 | 22809.7800 | NA | NA | NA |

Table 2. Distribution of depressive symptom of study subjects according to the general characteristics

| Characteristic | All | PHQ-9 | | | PHQ-9 ≥ 10 | | |
|---|---|---|---|---|---|---|---|
| | N | mean | SD | p-value | n | % | p-value |
| All | 2218 | 2.1 | 3.2 | | 85 | | |
| Sex | | | | <0.001 | | | 0.014 |
| Men | 924 | 1.7 | 2.9 | | 24 | 28.2 | |
| Women | 1294 | 2.4 | 3.4 | | 61 | 71.8 | |
| Age, y | | | | 0.654 | | | 0.099 |
| 40-44 | 538 | 2.2 | 3.1 | | 16 | 18.8 | |
| 45-49 | 541 | 2.1 | 3.2 | | 23 | 27.1 | |
| 50-54 | 547 | 2.0 | 3.3 | | 15 | 17.7 | |
| 55-59 | 592 | 2.1 | 3.2 | | 31 | 36.5 | |
| Paid work | | | | | | | |
| No | | | | | | | |
| Yes | | | | | | | |
| Area | | | | | | | |
| Urban | | | | | | | |
| Rural | | | | | | | |
| Household income | | | | | | | |
| Lower | | | | | | | |
| Lower middle | | | | | | | |
| Middle high | | | | | | | |
| High | | | | | | | |
| Unknown | | | | | | | |
| Binge drinking | | | | | | | |
| No | | | | | | | |
| Yes | | | | | | | |
| Unknown | | | | | | | |
| Smoking status | | | | | | | |
| No | | | | | | | |
| Past | | | | | | | |
| Current | | | | | | | |

| Characteristic | All | PHQ-9 | | | PHQ-9 ≥ 10 | | |
|---|---|---|---|---|---|---|---|
| | N | mean | SD | p-value | n | % | p-value |
| Unknown | | | | | | | |
| Education level | | | | | | | |
| Less than elementary | | | | | | | |
| Middle school | | | | | | | |
| High school | | | | | | | |
| More than College | | | | | | | |
| Unknown | | | | | | | |
| Subjective health evaluation | | | | | | | |
| Very good | | | | | | | |
| Good | | | | | | | |
| Normal | | | | | | | |
| Bad | | | | | | | |
| Very bad | | | | | | | |
| Unknown | | | | | | | |

* p value was estimated using t-test, ANOVA, or chi-square test.

### 라. 독거 여부와 직업 유무에 따른 우울 정도의 위험도 분석

#### ① 그래프를 활용한 우울 점수 분포 비교

boxplot은 집단간 연속형 변수의 분포를 비교하기에 좋은 그래프이다. boxplot을 활용하여 독거 여부에 따른 우울 점수(PHQ-9) 분포에 차이가 있는지 살펴보자.

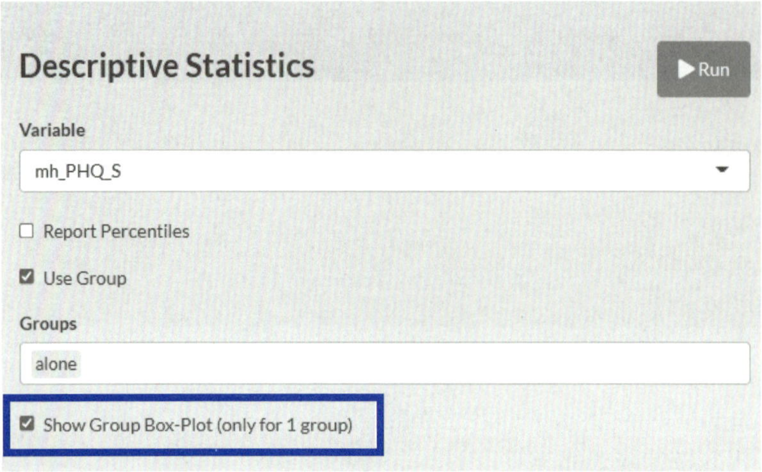


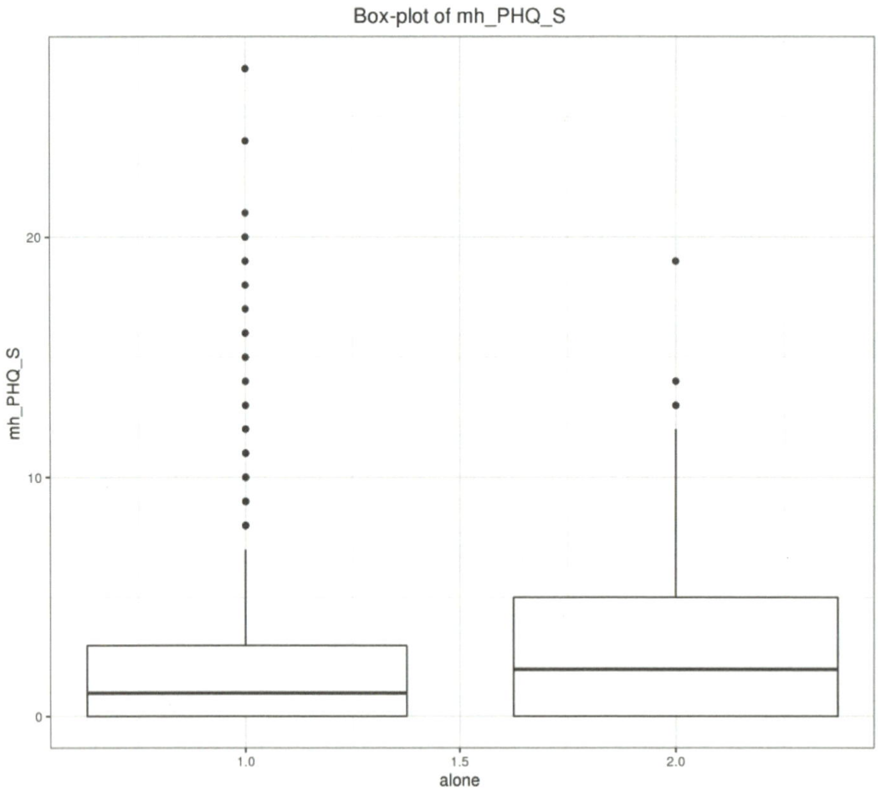


독거 여부에 따른 우울 점수 분포(비독거(왼), 독거(오))

### ② 회귀분석을 활용한 독거 여부 및 직업 유무에 따른 우울 점수 간의 관련성 분석

회귀분석을 활용하여 독거 여부와 직업 유무에 따른 우울점수의 차이를 살펴보자. 아래의 표를 완성하여 보자.

Table 3. Association between living alone and occupational status, and PHQ-9 score

| Variable | Crude | | | Adjusted* | | |
|---|---|---|---|---|---|---|
| | $\beta$ | SE | p-value | $\beta$ | SE | p-value |
| Living alone | | | | | | |
| No | ref | | | ref | | |
| Yes | 1.1 | 0.2 | <0.001 | 0.5 | 0.2 | 0.026 |
| Paid work | | | | | | |
| No | 1.0 | 0.2 | <0.001 | 0.4 | 0.2 | 0.007 |
| Yes | ref | | | ref | | |

$\beta$, SE, and p-value estimated using linear regression model

* Mutually adjusted for living alone and paid work and additionally adjusted for age, sex, living area, binge drinking, smoking status, household income, educational level, and self-rated health

〈Crude Model〉

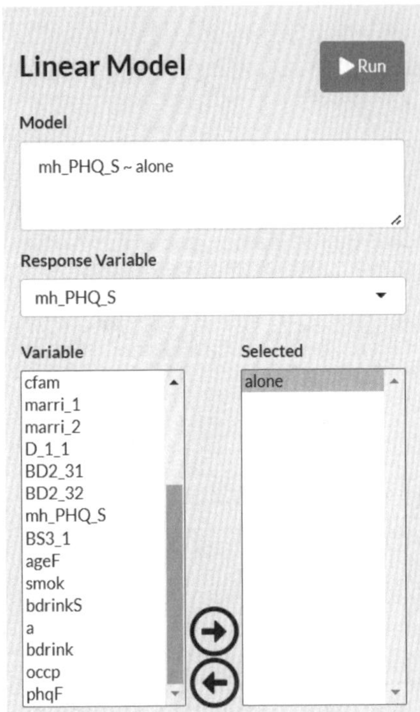


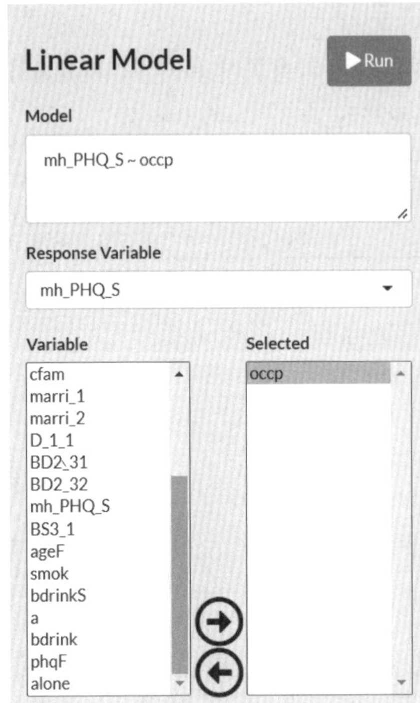


Coefficients

| | Estimate | Std. Error | t value | Pr(>\|t\|) |
|---|---|---|---|---|
| (Intercept) | 2.01373 | 0.07076 | 28.46006 | 0.00000 |
| alone2 | 1.07007 | 0.24907 | 4.29626 | 0.00002 |

Coefficients

| | Estimate | Std. Error | t value | Pr(>\|t\|) |
|---|---|---|---|---|
| (Intercept) | 1.88164 | 0.07645 | 24.61250 | 0.00000 |
| occp1 | 0.99696 | 0.16332 | 6.10429 | 0.00000 |

〈Adjusted Model〉

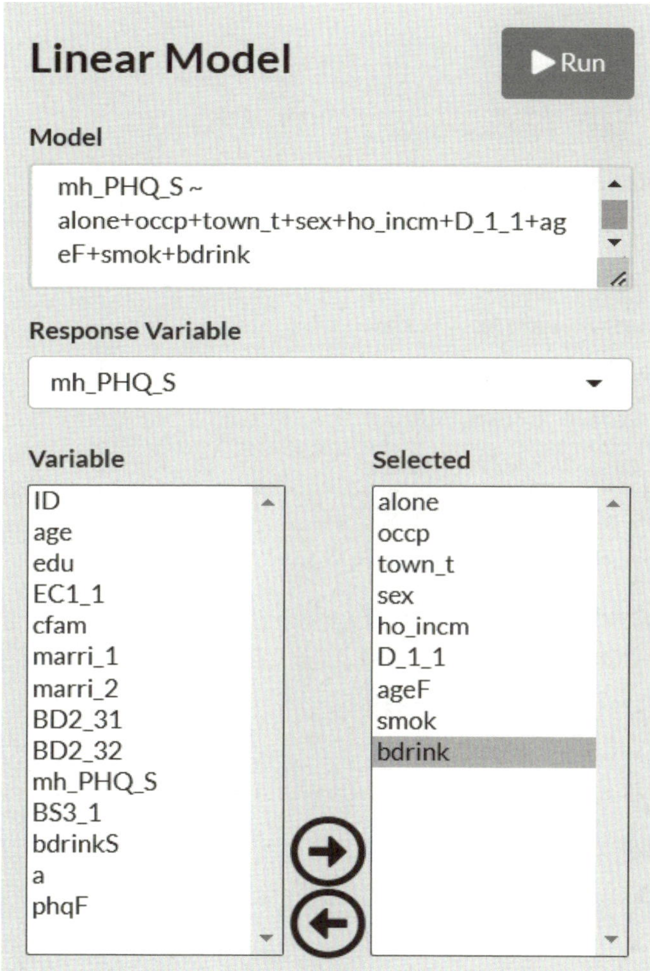

Coefficients

| | Estimate | Std. Error | t value | Pr(>\|t\|) |
|---|---|---|---|---|
| (Intercept) | 0.41536 | 0.44538 | 0.93260 | 0.35113 |
| alone2 | 0.51083 | 0.22984 | 2.22261 | 0.02634 |
| occp1 | 0.42823 | 0.15767 | 2.71600 | 0.00666 |
| town_t2 | -0.17370 | 0.16685 | -1.04103 | 0.29797 |
| sex2 | 1.22719 | 0.18624 | 6.58940 | 0.00000 |
| ho_incm2 | -0.42944 | 0.26448 | -1.62372 | 0.10458 |
| ho_incm3 | -0.78657 | 0.25540 | -3.07982 | 0.00210 |
| ho_incm4 | -1.04333 | 0.25422 | -4.10401 | 0.00004 |
| ho_incm9 | 0.62591 | 1.30828 | 0.47843 | 0.63239 |
| D_1_12 | 0.39311 | 0.33710 | 1.16615 | 0.24368 |
| D_1_13 | 1.18654 | 0.32547 | 3.64556 | 0.00027 |
| D_1_14 | 3.08842 | 0.35379 | 8.72946 | 0.00000 |
| D_1_15 | 6.59229 | 0.51510 | 12.79804 | 0.00000 |
| ageF2 | -0.14469 | 0.17613 | -0.82151 | 0.41144 |
| ageF3 | -0.32450 | 0.17677 | -1.83568 | 0.06654 |
| ageF4 | -0.34941 | 0.17393 | -2.00888 | 0.04467 |
| smok2 | 0.83226 | 0.20900 | 3.98213 | 0.00007 |
| smok3 | 1.00238 | 0.20911 | 4.79358 | 0.00000 |
| smok4 | -1.05273 | 2.88554 | -0.36483 | 0.71527 |
| bdrink2 | 0.38210 | 0.15991 | 2.38948 | 0.01696 |
| bdrink3 | -0.38362 | 4.07629 | -0.09411 | 0.92503 |

Coefficients

| | Estimate | Std. Error | t value | Pr(>\|t\|) |
|---|---|---|---|---|
| (Intercept) | 0.41536 | 0.44538 | 0.93260 | 0.35113 |
| alone2 | 0.51083 | 0.22984 | 2.22261 | 0.02634 |
| occp1 | 0.42823 | 0.15767 | 2.71600 | 0.00666 |

독거 여부와 직업 유무를 서로 보정하고 추가로 관련된 교란변수를 보정했을 때, 독거군은 비독거군에 비해 우울 점수가 0.5점, 무직군은 유직군에 비해 우울 점수가 0.4점 통계적으로 유의하게 높은 것으로 나타났다.

### ③ 로지스틱 회귀분석을 활용한 독거 여부와 우울 유병 간의 관련성 분석

로지스틱회귀분석을 활용하여 독거 여부에 따른 우울 유병 위험도를 살펴보자

Table 4. Odds ratio for depressive symptom by living alone and paid work

| | All | case | Depressive symptom (PHQ-9≥10) | |
|---|---|---|---|---|
| | | | cOR (95% CI)* | aOR (95% CI)** |
| Living alone | | | | |
| No | | | | |
| Yes | | | | |
| Paid work | | | | |
| No | | | | |
| Yes | | | | |

* cOR (95% CI): Odds Ratio and 95% confidence interval estimated using logistic regression model

** aOR (95% CI): Odds Ratio and 95% confidence interval estimated using logistic regression model mutually adjusted for living alone and paid work and additionally adjusted for age, sex, living area, smoking status, binge drinking, household income, educational level, and self-rated health

〈total과 case 산출〉

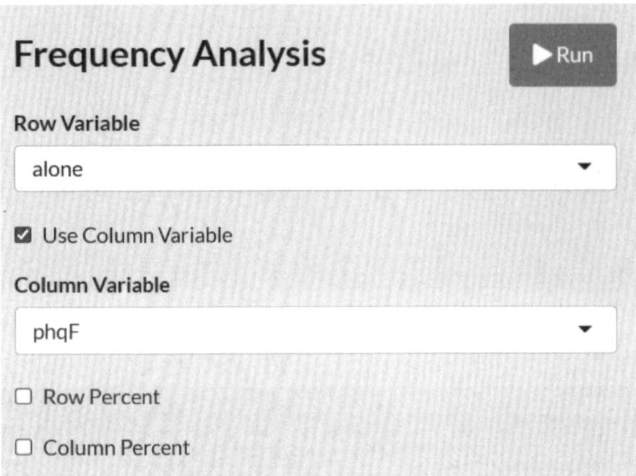


Row Variable : alone ,

Data Summary　Chart

Frequency Table

| | 0 | 1 | Total |
|---|---|---|---|
| 1 | 1970 | 69 | 2039 |
| 2 | 163 | 16 | 179 |
| Total | 2133 | 85 | 2218 |

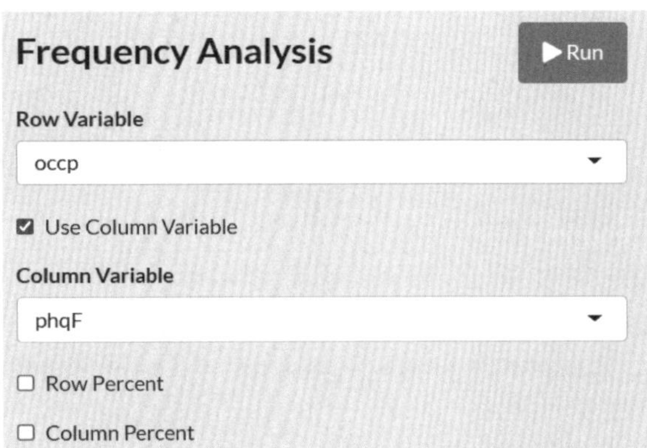


Row Variable : occp

Data Summary　Chart

Frequency Table

| | 0 | 1 | Total |
|---|---|---|---|
| 1 | 448 | 38 | 486 |
| 2 | 1685 | 47 | 1732 |
| Total | 2133 | 85 | 2218 |

## 〈로지스틱회귀분석 - Crude Model〉

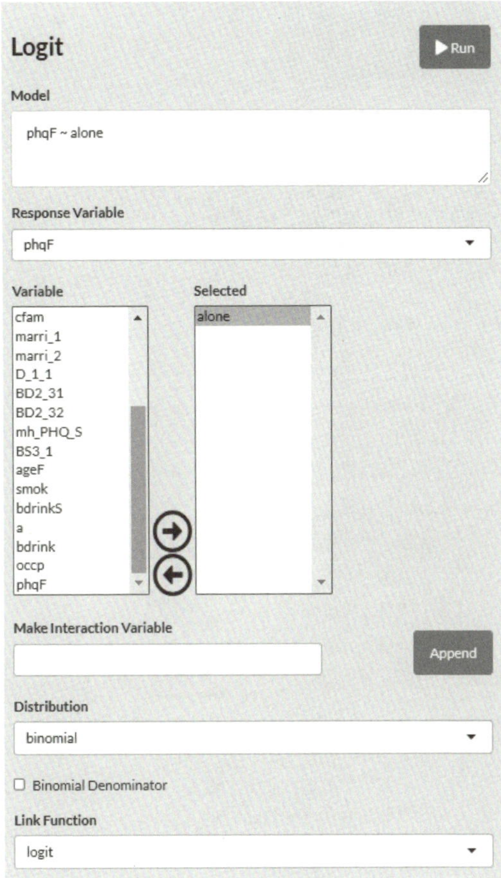


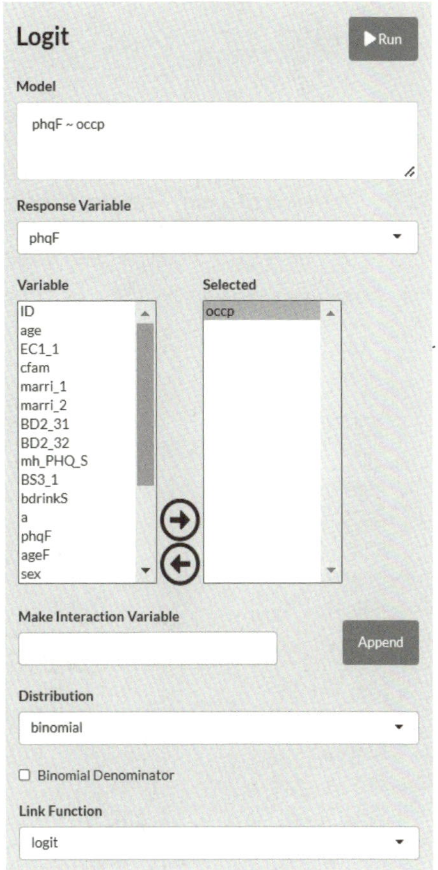


### Coefficients

| | Estimate(Exp) | t-value | Pr(>\|t\|) | 2.5% | 97.5% |
|---|---|---|---|---|---|
| (Intercept) | 0.03503 | -27.36605 | 0.00000 | 0.02729 | 0.04415 |
| alone2 | 2.80253 | 3.56338 | 0.00037 | 1.53998 | 4.81982 |

### Coefficients

| | Estimate(Exp) | t-value | Pr(>\|t\|) | 2.5% | 97.5% |
|---|---|---|---|---|---|
| (Intercept) | 0.02789 | -24.20383 | 0.00000 | 0.02059 | 0.03680 |
| occp1 | 3.04094 | 4.95311 | 0.00000 | 1.94946 | 4.71505 |

〈로지스틱회귀분석 – Adjusted Model〉

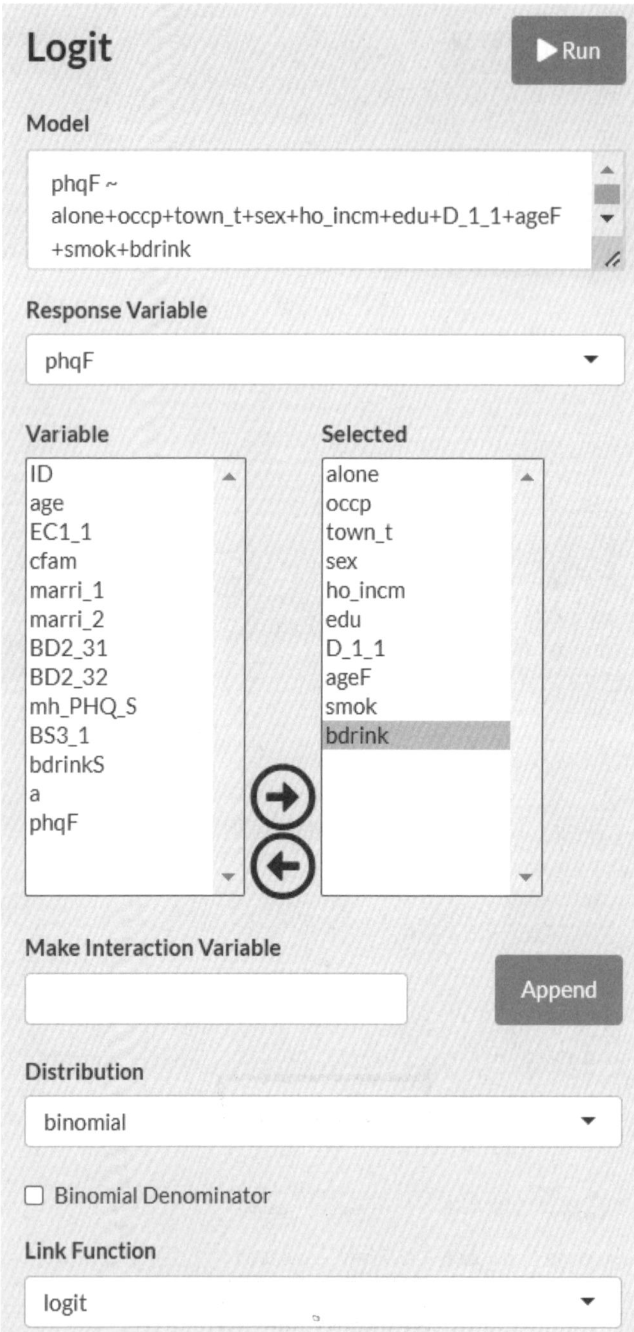

Coefficients

| | Estimate(Exp) | t-value | Pr(>\|t\|) | 2.5% | 97.5% |
|---|---|---|---|---|---|
| (Intercept) | 0.00002 | -7.45127 | 0.00000 | 0.00000 | 0.00032 |
| alone2 | 1.66619 | 1.51802 | 0.12901 | 0.83522 | 3.14170 |
| occp1 | 1.77807 | 2.22168 | 0.02631 | 1.06415 | 2.94662 |

Table 4. Odds ratio for depressive symptom by living alone and paid work

| | All | case | Depressive symptom (PHQ-9≥10) | |
|---|---|---|---|---|
| | | | cOR (95% CI)* | aOR (95% CI)** |
| Living alone | | | | |
| No | 2039 | 69 | 1 (reference) | |
| Yes | 179 | 16 | 2.8 (1.5-4.8) | 1.7 (0.8-3.1) |
| Paid work | | | | |
| No | 486 | 38 | 3.0 (1.9-4.7) | 1.8 (1.1-2.9) |
| Yes | 1732 | 47 | 1 (reference) | |

* cOR (95% CI): Odds Ratio and 95% confidence interval estimated using logistic regression model

** aOR (95% CI): Odds Ratio and 95% confidence interval estimated using logistic regression model mutually adjusted for living alone and paid work and additionally adjusted for age, sex, living area, smoking status, binge drinking, household income, educational level, and self-rated health

교란변수를 보정했을 때, 유직군에 비해 무직군에서 우울 증상의 교차비는 1.8 (95%CI, 1.1-2.9) 이었다. 독거 여부에 따른 정신건강의 차이는 통계적으로 유의하지 않았다.

### ④ 로지스틱 회귀분석을 활용한 독거 여부와 우울 유병 간의 관련성 분석 - 직업 유무 층화

독거 여부는 우울 유병 위험을 높이지만 교란 변수로 보정을 하면 그 영향력이 사라졌다. 또한, 직업 유무는 우울 유병 위험을 높이는 중요한 요인임을 확인하였으므로 이번엔 직업 유무로 층화하여 독거 여부에 따른 우울 유병 위험도를 살펴보자. 먼저, 무직군에 대하여 우울 유병 위험도를 살펴보자.

〈무직군 - 자료 추출〉

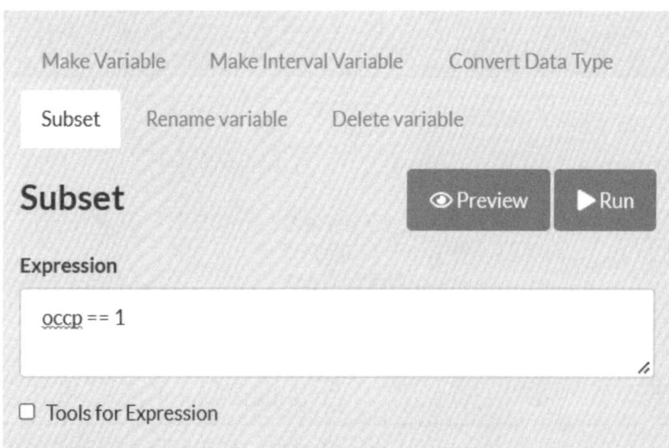


〈무직군 - N, case 산출〉

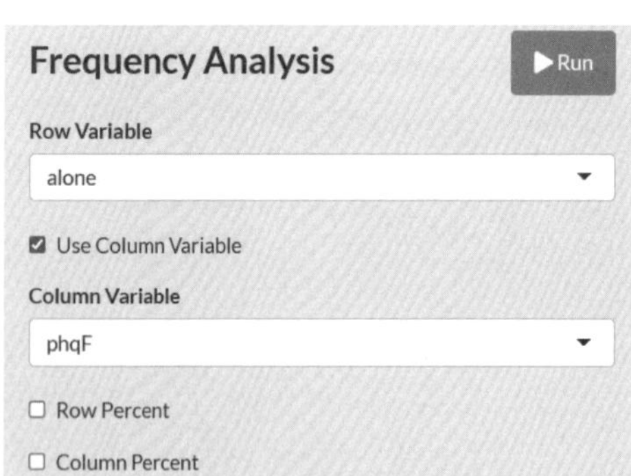


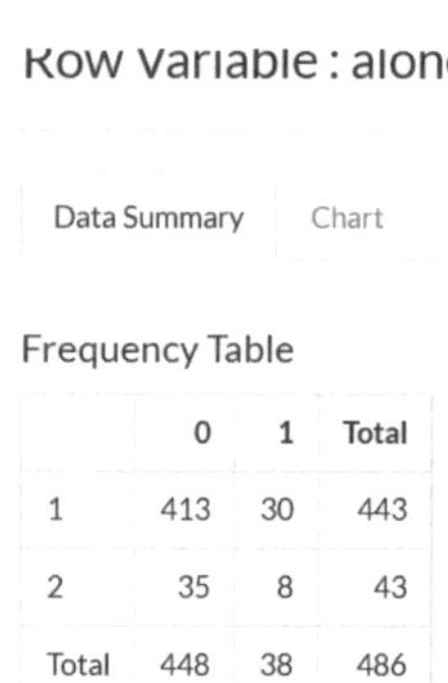


| | 0 | 1 | Total |
|---|---|---|---|
| 1 | 413 | 30 | 443 |
| 2 | 35 | 8 | 43 |
| Total | 448 | 38 | 486 |

〈무직군 - 로지스틱회귀분석〉

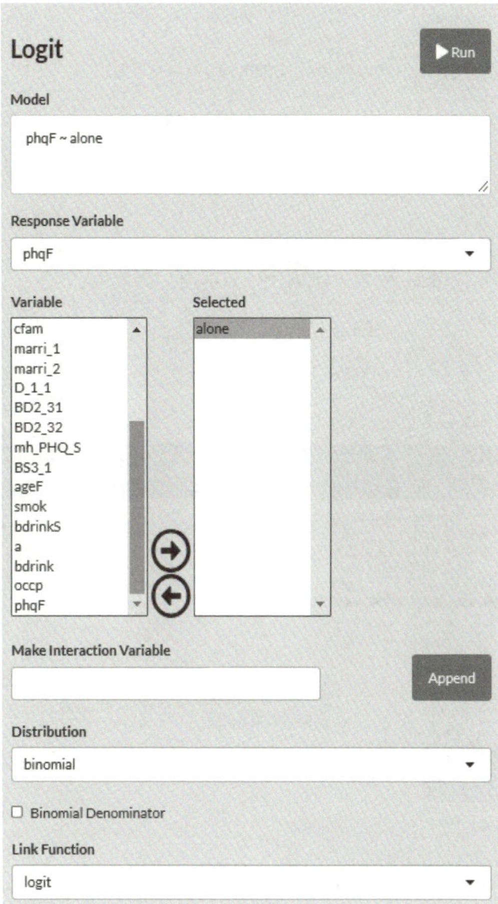


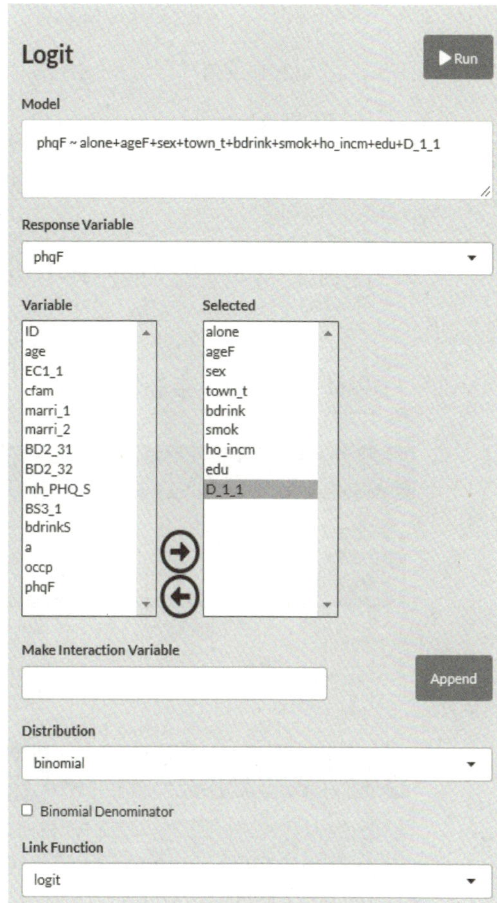


## Coefficients

| | Estimate(Exp) | t-value | Pr(>\|t\|) | 2.5% | 97.5% |
|---|---|---|---|---|---|
| (Intercept) | 0.07264 | -13.86785 | 0.00000 | 0.04909 | 0.10329 |
| alone2 | 3.14667 | 2.63457 | 0.00842 | 1.26576 | 7.11428 |

〈교란변수 보정 전 결과〉

Coefficients

| | Estimate(Exp) | t-value | Pr(>\|t\|) | 2.5% | 97.5% |
|---|---|---|---|---|---|
| (Intercept) | 0.00110 | -3.31295 | 0.00092 | 0.00002 | 0.05533 |
| alone2 | 1.38387 | 0.64147 | 0.52122 | 0.48484 | 3.59336 |

〈교란변수 보정 후 결과〉

다음으로 유직군에 대한 독거 여부에 따른 우울 유병 위험도를 살펴보자

**〈유직군 - 자료 추출〉**

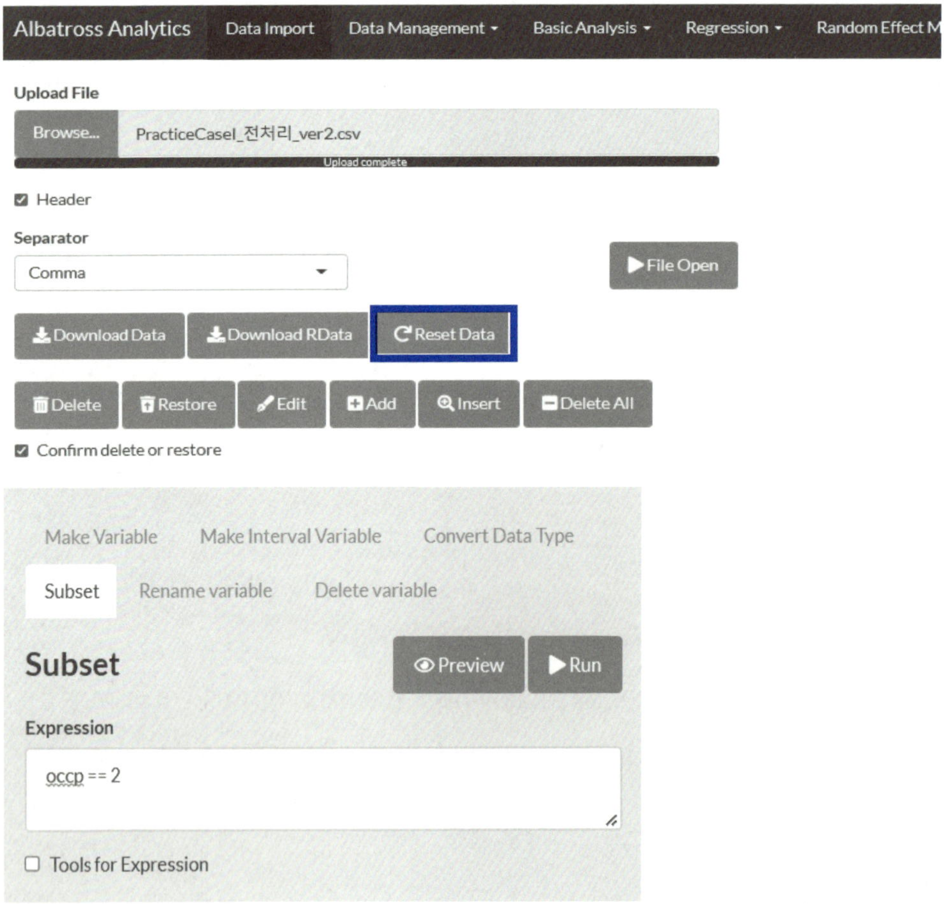

〈유직군 - N, case 산출〉

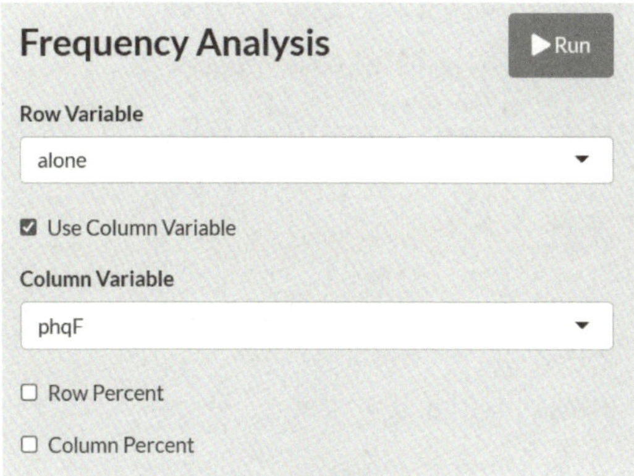


Row Variable : alone ,

Data Summary Chart

Frequency Table

| | 0 | 1 | Total |
|---|---|---|---|
| 1 | 1557 | 39 | 1596 |
| 2 | 128 | 8 | 136 |
| Total | 1685 | 47 | 1732 |

〈유직군 - 로지스틱회귀분석〉

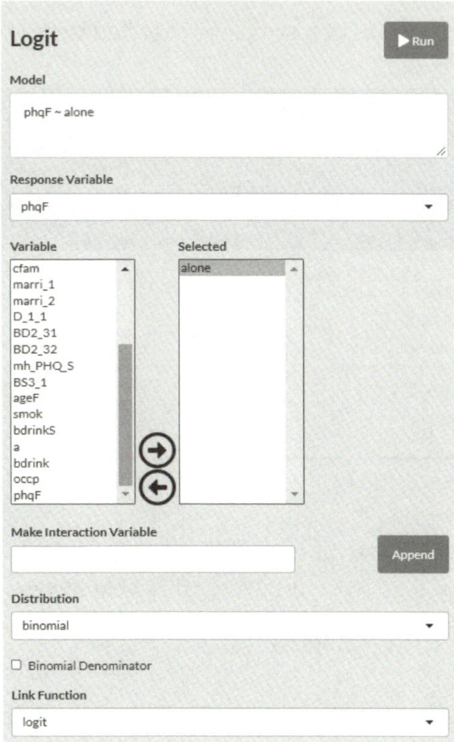


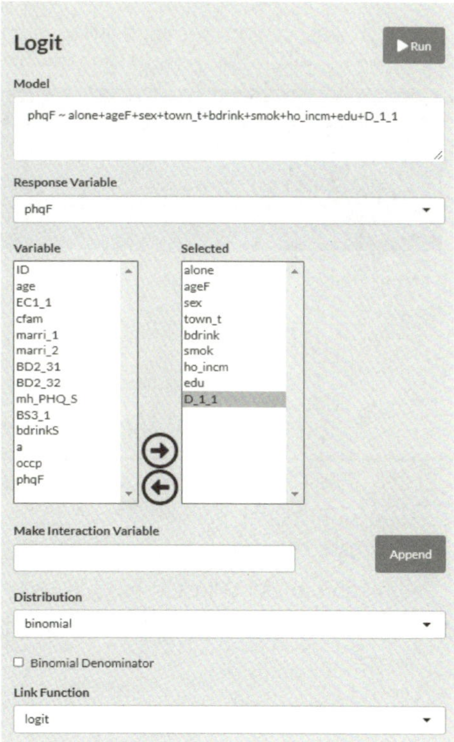

Coefficients

| | Estimate(Exp) | t-value | Pr(>\|t\|) | 2.5% | 97.5% |
|---|---|---|---|---|---|
| (Intercept) | 0.07264 | -13.86785 | 0.00000 | 0.04909 | 0.10329 |
| alone2 | 3.14667 | 2.63457 | 0.00842 | 1.26576 | 7.11428 |

〈교란변수 보정 전 결과〉

Coefficients

| | Estimate(Exp) | t-value | Pr(>\|t\|) | 2.5% | 97.5% |
|---|---|---|---|---|---|
| (Intercept) | 0.00110 | -3.31295 | 0.00092 | 0.00002 | 0.05533 |
| alone2 | 1.38387 | 0.64147 | 0.52122 | 0.48484 | 3.59336 |

〈교란변수 보정 후 결과〉

Table 5. Association between living alone and depressive symptom stratified with employment status

| Variable | Paid work | | | | | | | |
|---|---|---|---|---|---|---|---|---|
| | No | | | | Yes | | | |
| | N | case | cOR (95% CI)* | aOR (95% CI)** | N | case | cOR (95% CI)* | aOR (95% CI)** |
| Living alone | | | | | | | | |
| No | 443 | 30 | 1 (ref) | | 1596 | 39 | 1 (ref) | |
| Yes | 43 | 8 | 3.1 (1.3-7.1) | 1.4 (0.5-3.6) | 136 | 8 | 2.5 (1.1-5.2) | 2.0 (0.8-4.4) |

*cOR (95% CI): Odds Ratio and 95% confidence interval estimated using logistic regression model

**aOR (95% CI): Odds Ratio and 95% confidence interval estimated using logistic regression model adjusted for age, sex, living area, binge drinking, household income, educational level, and self-rated health.

직업 유무를 층화한 후 교란변수를 보정하여 독거 여부에 따른 우울 유병 위험도를 살펴보았을 때, 무직군에서는 독거군이 동거군에 비해 우울 유병 위험도가

1.4배 높았고, 유직군에서는 독거군이 동거군에 비해 우울 유병 위험도가 2배 높았으나 역시 통계적인 영향력은 없었다.

## 2. Case Study Ⅱ - 코호트 연구(cohort study)

코호트 연구는 노출 이후 결과를 시간의 흐름에 따라 지속적으로 관찰하는 연구로 인과관계를 증명할 수 있어 의학 및 보건학 분야에서 연구의 질을 향상시킬 수 있는 좋은 연구 방법이라 할 수 있다.

이 부분에서 다룰 예제는 폐암 환자의 수술 후 시간 경과에 따른 생존율을 분석하여 어떤 특성의 환자가 생존율이 더 높은지를 검토할 예정이다.

○ 연구 목적: 폐암 환자의 수술 후 시간 경과에 따른 생존율 분석
○ 활용 자료: R survival package lung data
○ 연구 대상: 수술한 폐암 환자
○ 연구 변수:

| 변수명 | 변수 설명 |
|---|---|
| inst | 기관코드(institution code) |
| time | 생존시간(일) |
| status | 환자 상태<br>1: 중도절단(censored)<br>2: 사망(dead) |
| age | 연령 |
| sex | 성별<br>1: 남성<br>2: 여성 |

| 변수명 | 변수 설명 |
|---|---|
| ph.ecog | ECOG performance score<br>ECOG점수는 1982년 Oken등이 제안한 암환자의 신체활동 능력을 평가한 점수로 WHO or Zubrod score라고도 불린다. 0에서 5점 사이의 값을 가지며, 0은 완전 건강한 상태를 5는 사망의 상태를 나타낸다. |
| ph.karno | Karnofsky performance score rate by physician<br>Karnofsky 점수로 0에서 100의 값을 가지며 값이 커질수록 좋은 상태를 의미한다. |
| pat.karno | Karnofsky performance score as rated by patient<br>환자에 의한 Karnofsky 점수이다. |
| meal.cal | 음식물 섭취 칼로리 |
| wt_loss | 지난 6개월 동안 감량된 체중 |

분석 연습을 위한 자료는 알바트로스 Material에서 다운받을 수 있다. 이제 PracticeCaeII.csv 자료를 활용하여 실습하여 보자.

### 가. Status에 따른 일반적 특성 비교

#### ① 일반 특성

폐암 환자의 수술 후 생존율 분석을 위해 먼저 인구학적 특성을 살펴보자. 연속형 변수는 평균과 표준편차를, 범주형 변수는 빈도와 퍼센트를 계산하여 표에 입력한다. t-test 혹은 카이제곱 검정을 활용하여 Status에 따른 인구학적 특성에 차이가 있는지 살펴보자.

Table 6. Distribution of general characteristics of the study subjects

| | All | | Censored | | Dead | | p-value* |
|---|---|---|---|---|---|---|---|
| | Mean | SD | Mean | SD | Mean | SD | |
| All (N (%)) | | | | | | | |
| Sex (N (%)) | | | | | | | |
| Males | | | | | | | |
| Females | | | | | | | |
| Age (years) | | | | | | | |
| Follow-up time (days) | | | | | | | |
| ECOG performance score | | | | | | | |
| Karnofsky performance score | | | | | | | |
| By physician | 81.9 | 12.3 | 85.6 | 10.9 | 80.5 | 12.6 | 0.006 |
| By patient | 80.0 | 14.6 | 84.0 | 14.5 | 78.4 | 14.4 | 0.010 |
| $r$ (p-value)** | 0.520 (<0.0001) | | | | | | |

* p-value estimated using chi-square test or t-test

** Pearson's correlation coefficient and p-value

### ② 상관성

Karnofsky 점수의 경우, 의사와 환자의 평가 간의 상관성이 있는지 함께 검토하여 보자.

함께 Karnofsky performance score의 요약 값과 상관성을 분석하여 보고 나머지 인구학적 특성에 대한 요약 값은 부록에서 찾아볼 수 있다.

〈Karnofsky performance score 일반적 특성 및 평균 차이 검정〉

**Descriptive Statistics** ▶Run

**Variable**

ph.karno

☐ Report Qauntiles

☑ Use Group

**Groups**

status

## Variable : ph.karno

Data Summary | Variable Histogram | Group Histogram

### Variable Results

| | n | mean | min | median | max | sd | se |
|---|---|---|---|---|---|---|---|
| ph.karno | 227.0000 | 81.9383 | 50.0000 | 80.0000 | 100.0000 | 12.3280 | 0.8182 |

### Group Results

| status | n | mean | min | median | max | sd | se |
|---|---|---|---|---|---|---|---|
| 1 | 63 | 85.5556 | 50.0000 | 90.0000 | 100.0000 | 10.8921 | 1.3723 |
| 2 | 164 | 80.5488 | 50.0000 | 80.0000 | 100.0000 | 12.5934 | 0.9834 |

의사에 의한 Karnofsky performance 점수의 전체 평균은 81.9로 양호한 상태를 보였으나 사망 시점(사망군)에서의 평균은 80.5로 1.4점 감소하는 것으로 나타났다.

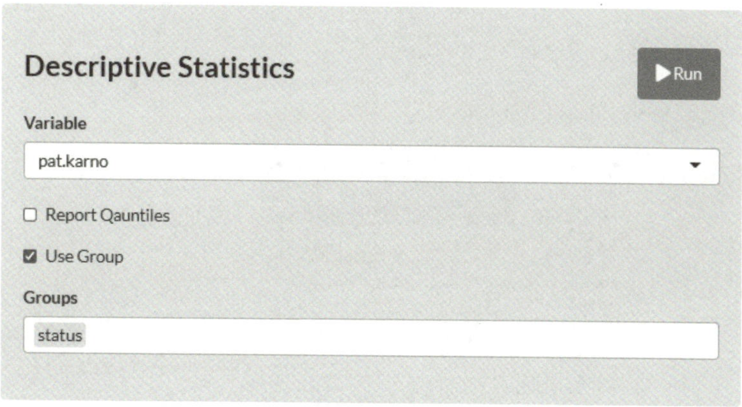


## Variable : pat.karno

Data Summary | Variable Histogram | Group Histogram

### Variable Results

| | n | mean | min | median | max | sd | se |
|---|---|---|---|---|---|---|---|
| pat.karno | 225.0000 | 79.9556 | 30.0000 | 80.0000 | 100.0000 | 14.6232 | 0.9749 |

### Group Results

| status | n | mean | min | median | max | sd | se |
|---|---|---|---|---|---|---|---|
| 1 | 63 | 83.9683 | 30.0000 | 90.0000 | 100.0000 | 14.5402 | 1.8319 |
| 2 | 162 | 78.3951 | 30.0000 | 80.0000 | 100.0000 | 14.3995 | 1.1313 |

환자의 Karnofsky performance 점수는 의사보다 낮게 평가되었다. 전체 평균은 80.0, 사망 시점의 평균은 78.4로 상당히 낮아지는 경향을 보였다.

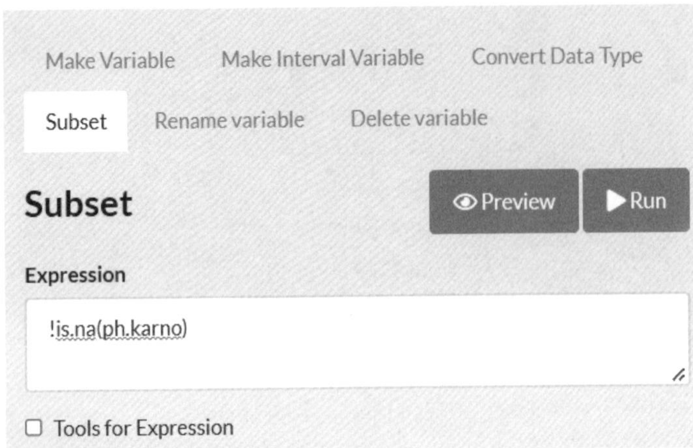
Make Variable
Make Interval Variable
Convert Data Type
Subset
Rename variable
Delete variable
Subset
Preview
Run
Expression
!is.na(ph.karno)
Tools for Expression

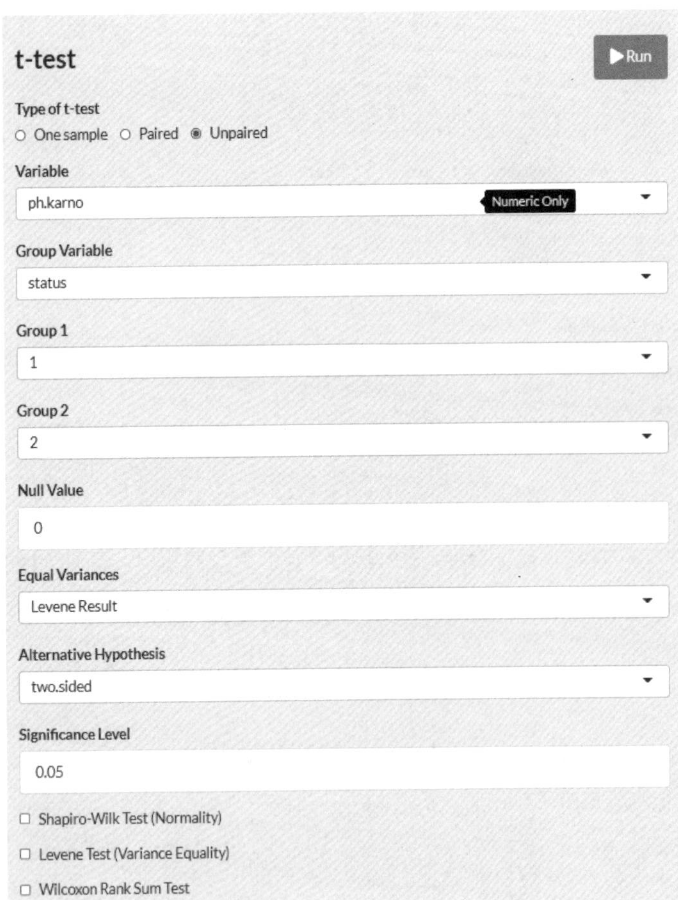
t-test
Run
Type of t-test
One sample
Paired
Unpaired
Variable
ph.karno
Numeric Only
Group Variable
status
Group 1
1
Group 2
2
Null Value
0
Equal Variances
Levene Result
Alternative Hypothesis
two.sided
Significance Level
0.05
Shapiro-Wilk Test (Normality)
Levene Test (Variance Equality)
Wilcoxon Rank Sum Test

## Unpaired t-test

Model Summary | Data View

### Hypotheses

| | |
|---|---|
| $H_0$ | $\mu_1 - \mu_2 = 0$ |
| $H_1$ | $\mu_1 - \mu_2 \neq 0$ |

### t-test

| t | df | p.value | mean.of.x | mean.of.y | se | lowerCI | upperCI |
|---|---|---|---|---|---|---|---|
| 2.7805 | 225.0000 | 0.0059 | 85.5556 | 80.5488 | 1.8007 | 1.4584 | 8.5551 |

### Levene Results

| Df | F value | Pr(>F) |
|---|---|---|
| 1 | 2.4594 | 0.1182 |
| 225 | NA | NA |

## 〈상관성 분석〉

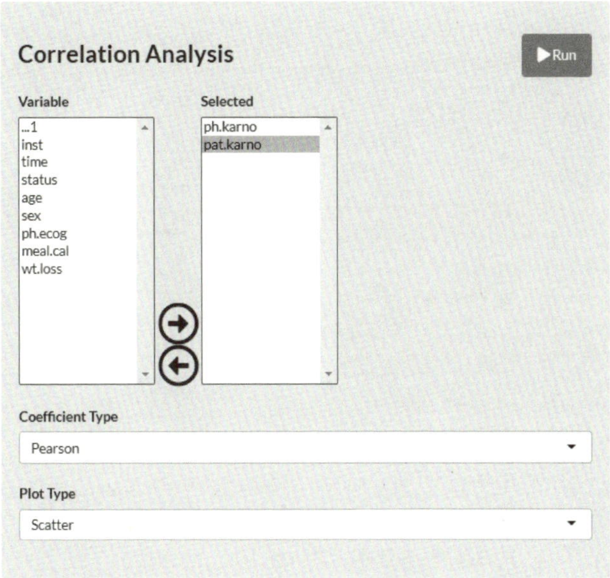


## Variable : ph.karno, pat.karno

Correlation Results | Correlation Plots

### Correlation Matrix

| | ph.karno | pat.karno |
|---|---|---|
| ph.karno | 1.0000 | 0.5203 |
| pat.karno | 0.5203 | 1.0000 |

### Sample Size

| | ph.karno | pat.karno |
|---|---|---|
| ph.karno | 227 | 224 |
| pat.karno | 224 | 225 |

### p-values

| | ph.karno | pat.karno |
|---|---|---|
| ph.karno | 0.0000 | 0.0000 |
| pat.karno | 0.0000 | 0.0000 |

## Variable : ph.karno, pat.karno

Correlation Results    Correlation Plots

### Correlation Matrix

| | ph.karno | pat.karno |
|---|---|---|
| ph.karno | 1.0000 | 0.5203 |
| pat.karno | 0.5203 | 1.0000 |

### Sample Size

| | ph.karno | pat.karno |
|---|---|---|
| ph.karno | 227 | 224 |
| pat.karno | 224 | 225 |

### p-values

| | ph.karno | pat.karno |
|---|---|---|
| ph.karno | 0.0000 | 0.0000 |
| pat.karno | 0.0000 | 0.0000 |

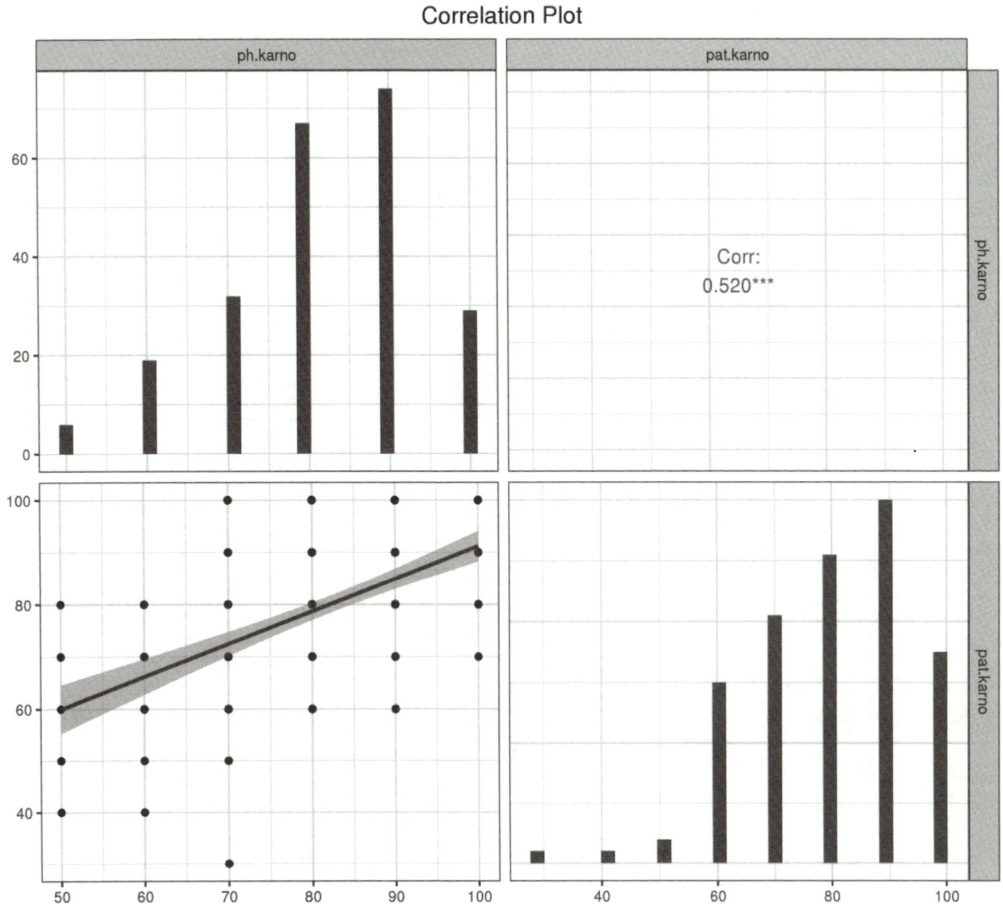


의사와 환자의 Karnosky performance 점수는 0.52로 다소 높은 상관성을 가지고 있으며 통계적으로 유의하게 증가한다고 할 수 있다.

## 나. 폐암 환자의 사망 위험도 분석

### ① 그룹별 생존곡선 비교

Kaplan-Meier 방법을 사용하여 성별과 ECOG 점수에 따른 생존곡선을 비교하여 보자.

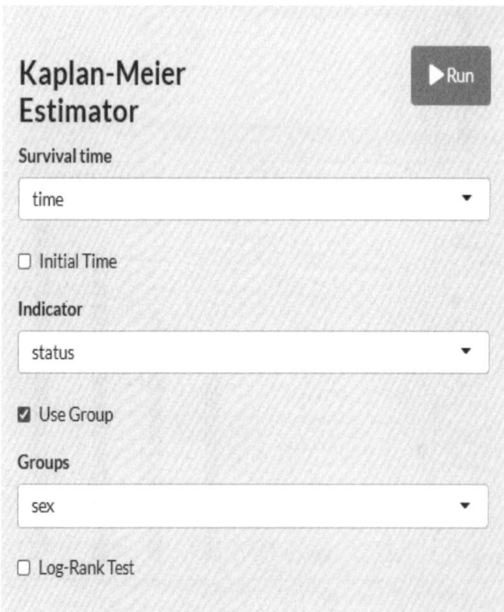


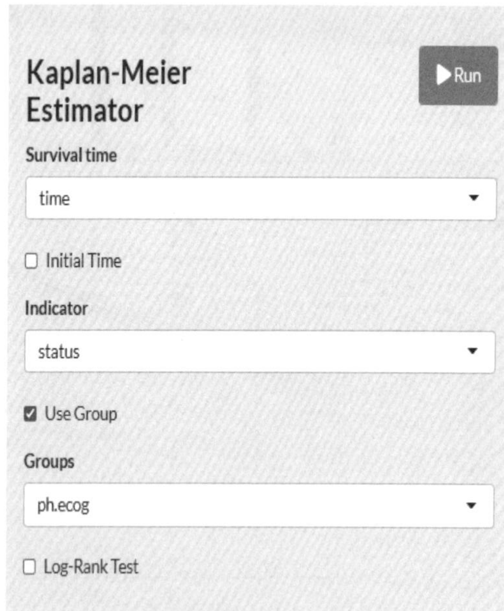


남성 암 환자의 생존율이 여성보다 낮으며 20일 즈음 급격히 감소하는 경향을 보여주고 있다. 수술 후 환자의 신체활동 능력이 좋을수록 생존율이 높으며 신체활동 능력이 2점일 때 생존율이 급격히 떨어지는 경향을 보였다. 3점인 경우 단시간에 사망에 이르는 것으로 나타났다.

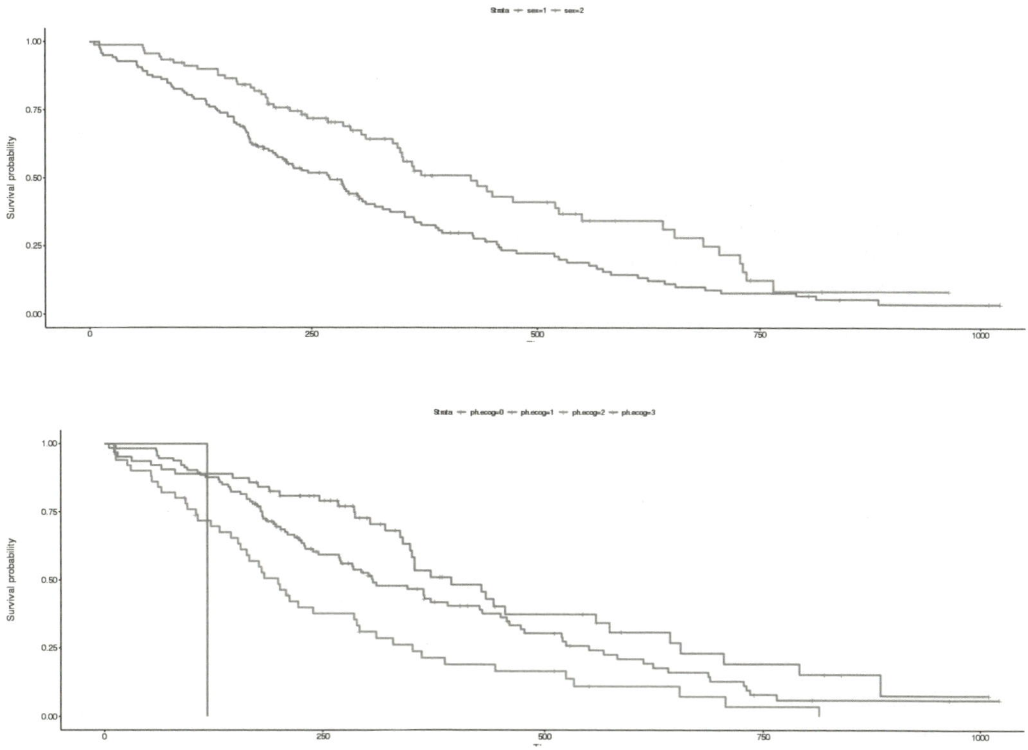


Figure 1. Survival curve by sex and ECOG performance score

### ② ECOG에 따른 Hazard ratio 분석

Cox 모형을 사용하여 ECOG performance score에 따라 사망 위험도는 어떻게 달라지는지 살펴보자. 보정변수를 고려하지 않은 Crude 모형과 성별과 연령을 보정한 Adjusted 모형 모두 표로 나타내어 보자.

#### 〈ECOG 그룹변수 생성〉

ECOG 변수에 하나의 결측값이 존재한다. 결측값은 결측 범주로 재범주화한 후 Factor로 타입변환을 진행한다.

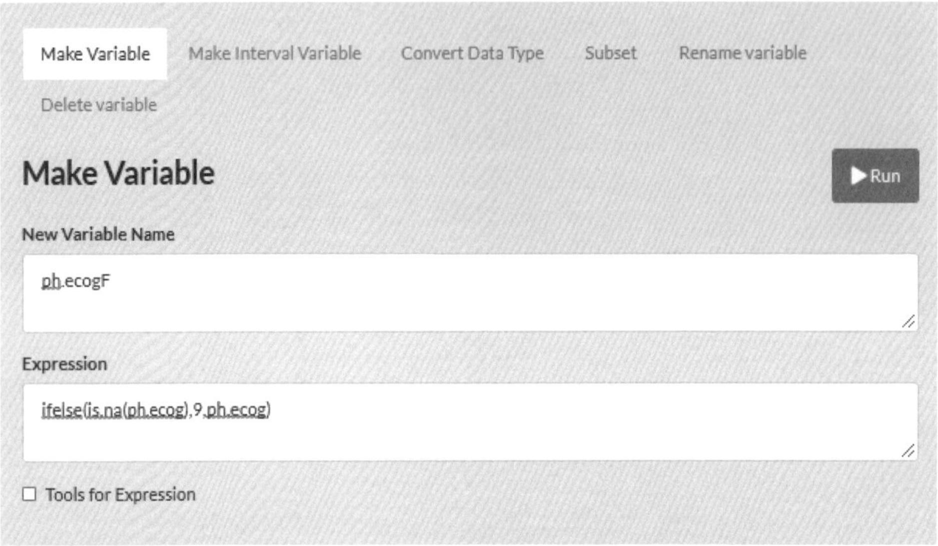
Make Variable
Make Interval Variable
Convert Data Type
Subset
Rename variable
Delete variable
Make Variable
Run
New Variable Name
ph.ecogF
Expression
ifelse(is.na(ph.ecog),9,ph.ecog)
Tools for Expression

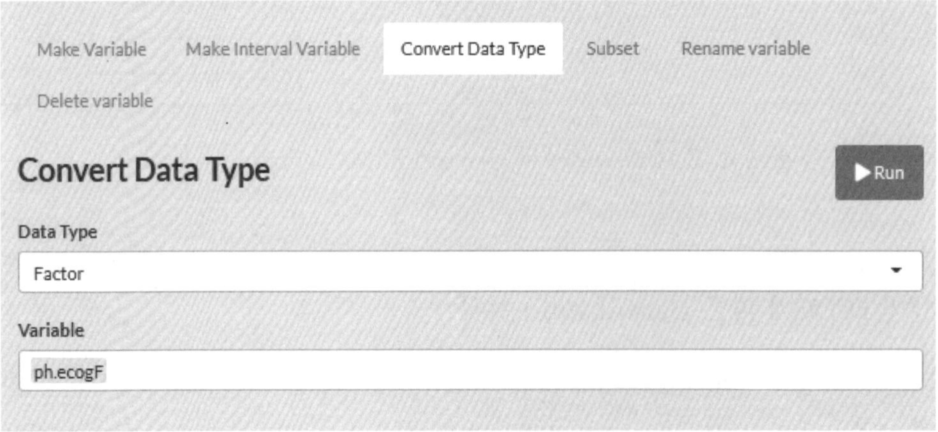
Make Variable
Make Interval Variable
Convert Data Type
Subset
Rename variable
Delete variable
Convert Data Type
Run
Data Type
Factor
Variable
ph.ecogF

### 〈N, case 산출〉

그룹별 관측값(N)과 사망빈도(case)를 산출한다.

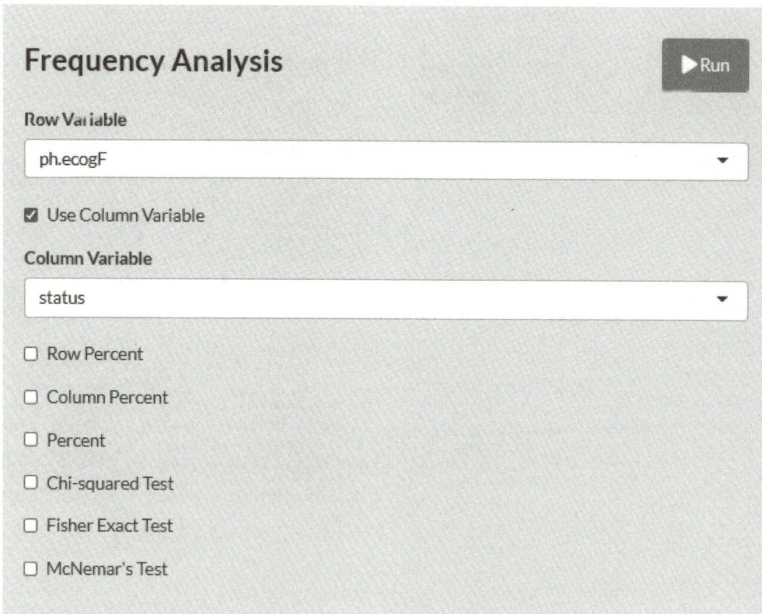


Row Variable : ph.ec

Data Summary　Chart

Frequency Table

| | 1 | 2 | Total |
|---|---|---|---|
| 0 | 26 | 37 | 63 |
| 1 | 31 | 82 | 113 |
| 2 | 6 | 44 | 50 |
| 3 | 0 | 1 | 1 |
| 9 | 0 | 1 | 1 |
| Total | 63 | 165 | 228 |

〈Crude Model〉

보정변수를 고려하지 않은 Cox 모형을 적합한다.

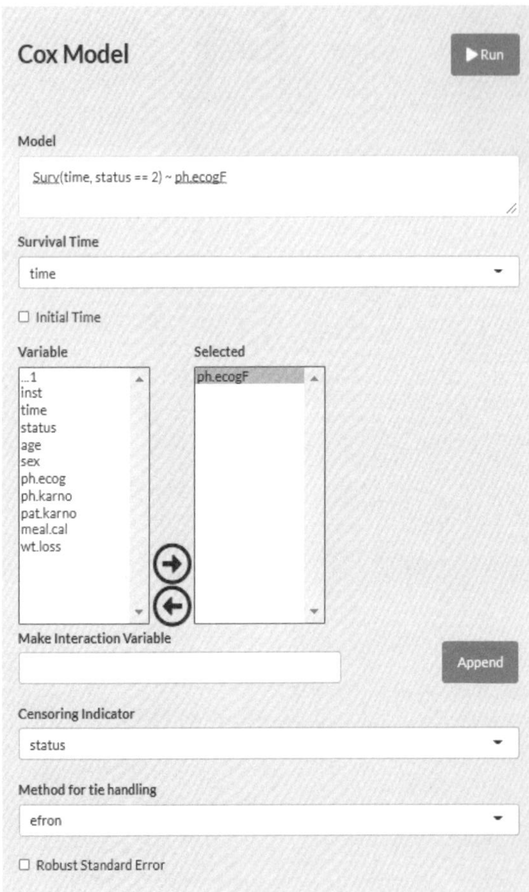


Model : Surv(time, status == 2) ~ ph.ecogF

| n | number of events |
|---|---|
| 228 | 165 |

| Concordance | se |
|---|---|
| 0.608 | 0.024 |

Coefficients

| | coef | exp(coef) | se(coef) | z | Pr(>\|z\|) |
|---|---|---|---|---|---|
| ph.ecogF1 | 0.368764 | 1.445947 | 0.198658 | 1.856279 | 0.063414 |
| ph.ecogF2 | 0.916781 | 2.501225 | 0.224544 | 4.082859 | 0.000044 |
| ph.ecogF3 | 2.206547 | 9.084291 | 1.025830 | 2.150987 | 0.031477 |
| ph.ecogF9 | 2.789566 | 16.273949 | 1.035522 | 2.693874 | 0.007063 |

Confidence Interval

| | exp(coef) | exp(-coef) | lower .95 | upper .95 |
|---|---|---|---|---|
| ph.ecogF1 | 1.4459 | 0.6916 | 0.9796 | 2.1343 |
| ph.ecogF2 | 2.5012 | 0.3998 | 1.6107 | 3.8841 |
| ph.ecogF3 | 9.0843 | 0.1101 | 1.2165 | 67.8389 |
| ph.ecogF9 | 16.2739 | 0.0614 | 2.1382 | 123.8599 |

Proportional Hazard Assumption Check

| | Statistic | df | p-value |
|---|---|---|---|
| ph.ecogF | 7.731 | 4.000 | 0.102 |
| GLOBAL | 7.731 | 4.000 | 0.102 |

〈Adjusted Model〉

나이와 성별을 보정한 Cox 모형을 적합한다.

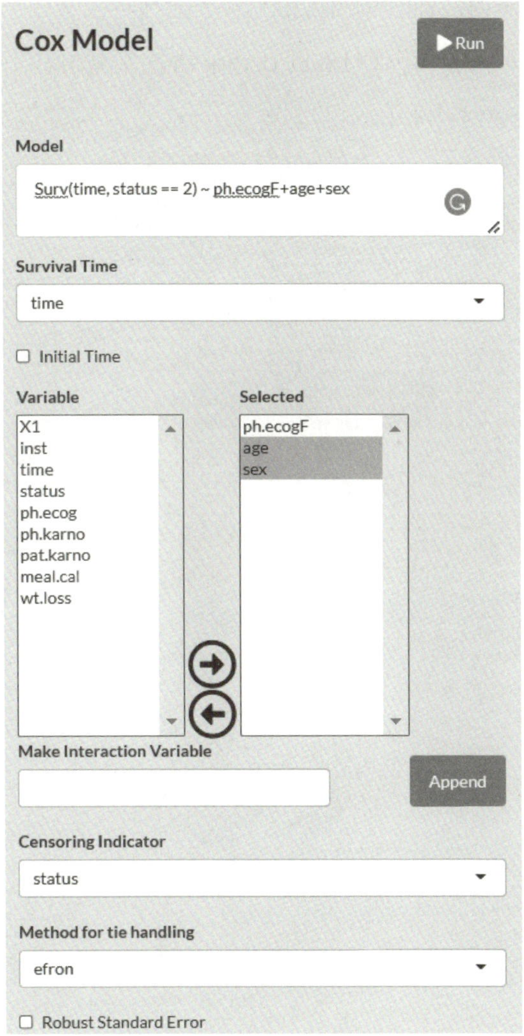


Proportional Hazard Assumption Check

| | Statistic | df | p-value |
|---|---|---|---|
| ph.ecogF | 8.494 | 4.000 | 0.075 |
| age | 0.186 | 1.000 | 0.666 |
| sex | 2.396 | 1.000 | 0.122 |
| GLOBAL | 10.631 | 6.000 | 0.100 |

Model : Surv(time, status == 2) ~ ph.ecogF+age+sex

| n | number of events |
|---|---|
| 228 | 165 |

| Concordance | se |
|---|---|
| 0.640 | 0.025 |

Coefficients

| | coef | exp(coef) | se(coef) | z | Pr(>\|z\|) |
|---|---|---|---|---|---|
| ph.ecogF1 | 0.409894 | 1.506659 | 0.199604 | 2.053533 | 0.040021 |
| ph.ecogF2 | 0.903661 | 2.468624 | 0.228074 | 3.962145 | 0.000074 |
| ph.ecogF3 | 1.952636 | 7.047242 | 1.029704 | 1.896308 | 0.057919 |
| ph.ecogF9 | 2.646799 | 14.108810 | 1.036552 | 2.553466 | 0.010666 |
| age | 0.010816 | 1.010875 | 0.009312 | 1.161539 | 0.245423 |
| sex2 | -0.546087 | 0.579212 | 0.168225 | -3.246165 | 0.001170 |

Confidence Interval

| | exp(coef) | exp(-coef) | lower .95 | upper .95 |
|---|---|---|---|---|
| ph.ecogF1 | 1.5067 | 0.6637 | 1.0189 | 2.2280 |
| ph.ecogF2 | 2.4686 | 0.4051 | 1.5788 | 3.8600 |
| ph.ecogF3 | 7.0472 | 0.1419 | 0.9366 | 53.0280 |
| ph.ecogF9 | 14.1088 | 0.0709 | 1.8500 | 107.5981 |
| age | 1.0109 | 0.9892 | 0.9926 | 1.0295 |
| sex2 | 0.5792 | 1.7265 | 0.4165 | 0.8054 |

〈p-trend〉

연속형 ECOG 점수(ph.ecog)에서 결측 값을 제거한 후 hazard model에서의 유의성을 확인한다.

p-trend를 산출하는 방법은 ECOG 점수 변수에서 unknown을 제외한 변수를 만들어서 numeric으로 변수 성격을 바꾸어 준 후 hazard model을 실행시킨다. 이때 ECOG 변수의 p-value가 p-trend이다.

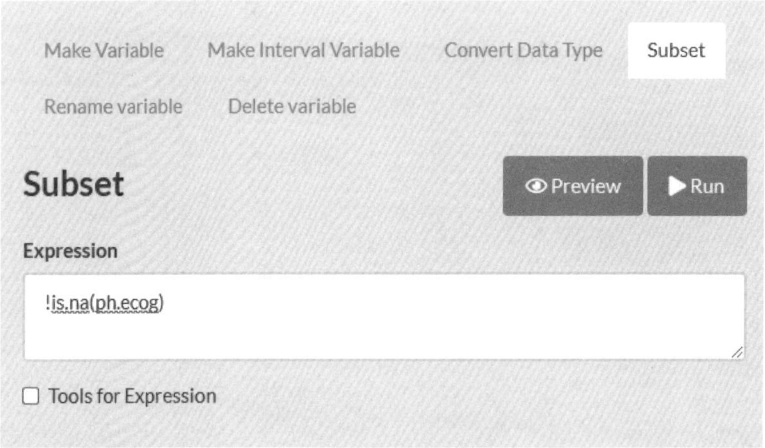

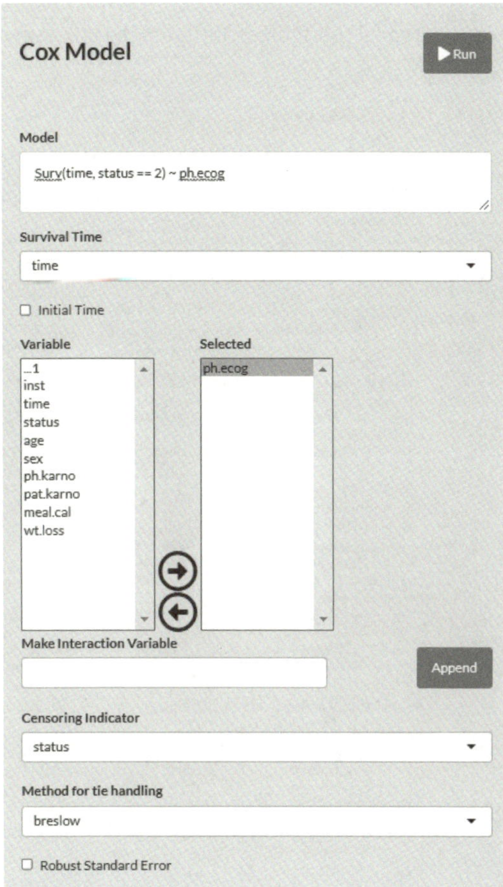


## Model : Surv(time, status == 2) ~ ph.ecog

| n | number of events |
|---|---|
| 227 | 164 |

| Concordance | se |
|---|---|
| 0.604 | 0.024 |

### Coefficients

| | coef | exp(coef) | se(coef) | z | Pr(>\|z\|) |
|---|---|---|---|---|---|
| ph.ecog | 0.475102 | 1.608178 | 0.113363 | 4.190989 | 0.000028 |

### Confidence Interval

| | exp(coef) | exp(-coef) | lower .95 | upper .95 |
|---|---|---|---|---|
| ph.ecog | 1.6082 | 0.6218 | 1.2878 | 2.0083 |

### Proportional Hazard Assumption Check

| | Statistic | df | p-value |
|---|---|---|---|
| ph.ecog | 2.241 | 1.000 | 0.134 |
| GLOBAL | 2.241 | 1.000 | 0.134 |

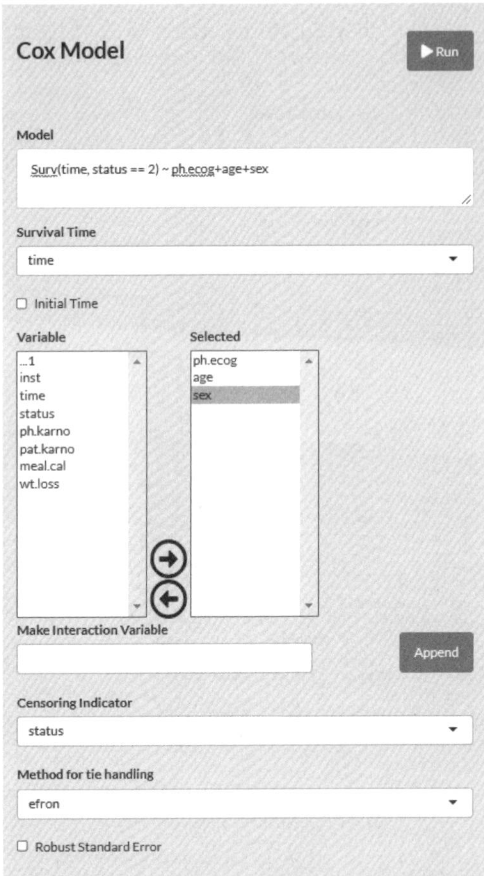


## Model : Surv(time, status == 2) ~ ph.ecog+age+sex

| n | number of events |
|---|---|
| 227 | 164 |

| Concordance | se |
|---|---|
| 0.637 | 0.025 |

### Coefficients

<table>
<tr><th></th><th>coef</th><th>exp(coef)</th><th>se(coef)</th><th>z</th><th>Pr(>|z|)</th></tr>
<tr><td>ph.ecog</td><td>0.463728</td><td>1.589991</td><td>0.113577</td><td>4.082934</td><td>0.000044</td></tr>
<tr><td>age</td><td>0.011067</td><td>1.011128</td><td>0.009267</td><td>1.194159</td><td>0.232416</td></tr>
<tr><td>sex</td><td>-0.552612</td><td>0.575445</td><td>0.167739</td><td>-3.294477</td><td>0.000986</td></tr>
</table>

### Confidence Interval

| | exp(coef) | exp(-coef) | lower .95 | upper .95 |
|---|---|---|---|---|
| ph.ecog | 1.5900 | 0.6289 | 1.2727 | 1.9864 |
| age | 1.0111 | 0.9890 | 0.9929 | 1.0297 |
| sex | 0.5754 | 1.7378 | 0.4142 | 0.7994 |

### Proportional Hazard Assumption Check

| | Statistic | df | p-value |
|---|---|---|---|
| ph.ecog | 2.054 | 1.000 | 0.152 |
| age | 0.188 | 1.000 | 0.665 |
| sex | 2.305 | 1.000 | 0.129 |
| GLOBAL | 4.464 | 3.000 | 0.216 |

Table 7. Hazard ratio and 95% confidence intervals for death by ECOG performance score among lung cancer patients

| | | | Crude model | | Adjusted model | |
|---|---|---|---|---|---|---|
| | N | Case | HR | 95% CI | HR | 95% CI |
| ECOG performance score | | | | | | |
| 0 | 63 | 37 | 1 (ref) | | 1 (ref) | |
| 1 | 113 | 82 | 1.4 (1.0-2.1) | | 1.5 (1.0-2.1) | |
| 2 | 50 | 44 | 2.5 (1.6-3.9) | | 2.5 (1.6-3.9) | |
| 3 | 1 | 1 | 9.1 (1.2-67.8) | | 7.0 (1.0-53.0) | |
| Unknown | 1 | 1 | 16.3 (2.1-123.9) | | 14.1 (1.9-107.6) | |
| p-trend | | | 〈0.001 | | 〈0.001 | |

Adjusted model: adjusted for age and sex

성별과 연령을 보정하였을 때, 사망 위험도는 완전 건강한 상태(0점)보다 ECOG 점수가 1점인 군은 1.5배(95% CI, 1.0~2.1), 2점인 군은 2.5배(95% CI, 1.6~3.9) 통계적으로 유의하게 높았으며, 3점인 군은 약 7배(95% CI, 1.0~53.0) 증가하였지만 통계적으로 유의하지는 않았다. 또한, 신체 능력이 나빠질수록 사망 위험도가 통계적으로 유의하게 증가하는 추이를 보였다(p-trend〈0.001).

# 5 부록

## 1. 코딩북

| 번호 | 구분 | 영역 | 유형 | 변수 이름 | 변수 설명 | 입력 내용 |
|---|---|---|---|---|---|---|
| 1 | 기존 | 관찰 코드 | N | ID | 대상자 고유번호 | |
| 2 | 기존 | 기본 특성 | N | sex | 성별 | 1: 남자<br>2: 여자 |
| 3 | 기존 | 기본 특성 | N | age | 만나이 | □□세<br>*80:80세 이상 |
| | 신규 | 기본 특성 | N | age_gr | 연령군 | 1: 20대 미만<br>2: 20대<br>3: 30대<br>4: 40대<br>5: 50대<br>6: 60대<br>7: 70대<br>8: 80대 이상 |
| | 신규 | 기본 특성 | N | age_gr3 | 생애주기별 연령군 | 1: 45세 미만<br>2: 45세 이상 65세 미만<br>3: 65세 이상 |
| 4 | 기존 | 기본 특성 | N | ho_incm | 소득 사분위수 (가구) | 1: 하<br>2: 중하<br>3: 중상<br>4: 상 |
| 5 | 기존 | 기본 특성 | N | edu | 교육수준 | 1: 초졸 이하<br>2: 중졸<br>3: 고졸<br>4: 대졸 이상 |

| 번호 | 구분 | 영역 | 유형 | 변수 이름 | 변수 설명 | 입력 내용 |
|---|---|---|---|---|---|---|
| | 신규 | 기본 특성 | N | univ | 대졸 여부 | 0: 대졸 아님<br>1: 대졸 |
| 6 | 기존 | 기본 특성 | N | occp | 직업 분류 | 1: 관리자, 전문가 및 관련 종사자<br>2: 사무 종사자<br>3: 서비스 및 판매 종사자<br>4: 농림어업 숙련 종사자<br>5: 기능원,장치기계조작 및 조립 종사자<br>6: 단순노무 종사자<br>7: 무직(주부, 학생 등) |
| 7 | 기존 | 기본 특성 | N | marri_1 | 결혼 여부 | 1: 기혼<br>2: 미혼 |
| 8 | 기존 | 음주 | N | BD1 | 평생 음주 경험 | 1: 술을 마셔 본 적 없음<br>2: 있음 |
| 9 | 기존 | 음주 | N | BD1_11 | 1년간 음주 빈도 | 1: 최근 1년간 전혀 마시지 않았다<br>2: 월 1회 미만<br>3: 월 1회정도<br>4: 월 2-4회<br>5: 주 2-3회<br>6: 주 4회 이상<br>8: 비해당(술을 마셔본 적 없음) |
| 10 | 기존 | 흡연 | N | BS3_1 | 현재 흡연 여부 | 1: 매일 피움<br>2: 가끔 피움<br>3: 과거엔 피웠으나, 현재 피우지 않음<br>8: 비해당(평생 피운 적 없음) |
| 11 | 기존 | 흡연 | N | BS12_1 | 전자담배 평생 사용 여부 | 1: 예<br>2: 아니오 |
| 12 | 기존 | 흡연 | N | BS12_2 | 전자담배 현재 사용 여부 | 1: 예<br>2: 아니오<br>8: 비해당(평생 사용하지 않음) |
| 13 | 기존 | 주관적 건강 상태 | N | D_1_1 | 주관적 건강 상태 | 1: 매우 좋음<br>2: 좋음<br>3: 보통<br>4: 나쁨<br>5: 매우 나쁨 |
| 14 | 기존 | 가족력 | N | HE_fh | 만성질환 의사 진단 가족력 여부 | 0: 아니오<br>1: 예 |
| 15 | 기존 | 고혈압 | N | DI1_dg | 고혈압 의사 진단 여부 | 0: 없음<br>1: 있음 |

| 번호 | 구분 | 영역 | 유형 | 변수 이름 | 변수 설명 | 입력 내용 |
|---|---|---|---|---|---|---|
| 16 | 기존 | 고혈압 | N | DI1_pr | 고혈압 현재 유병 여부 | 0: 없음<br>1: 있음<br>8: 비해당(의사 진단 받지 않음) |
| 17 | 기존 | 고혈압 | N | DI1_pt | 고혈압 치료 | 0: 없음<br>1: 있음<br>8: 비해당(의사 진단 받지 않음) |
| 18 | 기존 | 고혈압 | N | DI1_2 | 혈압조절제 복용 | 1: 매일 복용함<br>2: 한 달에 20일 이상 복용함<br>3: 한 달에 15일 이상 복용함<br>4: 한 달에 15일 미만 복용함<br>5: 복용하지 않음<br>8: 비해당(의사 진단 받지 않음)<br>9: 모름/무응답 |
| 19 | 기존 | 이상 지지 혈증 | N | DI2_dg | 이상지질혈증 의사 진단 여부 | 0: 없음<br>1: 있음 |
| 20 | 기존 | 이상 지지 혈증 | N | DI2_pr | 이상지질혈증 현재 유병 여부 | 0: 없음<br>1: 있음<br>8: 비해당(의사 진단 받지 않음) |
| 21 | 기존 | 이상 지지 혈증 | N | DI2_pt | 이상지질혈증 치료 | 0: 없음<br>1: 있음<br>8: 비해당(의사 진단 받지 않음) |
| 22 | 기존 | 뇌졸중 | N | DI3_dg | 뇌졸중 의사 진단 여부 | 0: 없음<br>1: 있음 |
| 23 | 기존 | 뇌졸중 | N | DI3_pr | 뇌졸중 현재 유병 여부 | 0: 없음<br>1: 있음<br>8: 비해당(의사진단받지않음) |
| 24 | 기존 | 뇌졸중 | N | DI3_pt | 뇌졸중 치료 | 0: 없음<br>1: 있음<br>8: 비해당(의사 진단 받지 않음) |
| 25 | 기존 | 뇌졸중 | N | DI3_2 | 뇌졸중 후유증 | 1: 후유증을 앓고 있음<br>2: 후유증이 있었지만 지금은 회복되었음<br>3: 특별한 후유증이 없음<br>8: 비해당(의사 진단 받지 않음) |
| 26 | 기존 | 당뇨병 | N | DE1_dg | 당뇨병 의사 진단 여부 | 0: 없음<br>1: 있음 |
| 27 | 기존 | 당뇨병 | N | DE1_pr | 당뇨병 현재 유병 여부 | 1: 있음<br>8: 비해당(의사 진단 받지 않음) |

| 번호 | 구분 | 영역 | 유형 | 변수 이름 | 변수 설명 | 입력 내용 |
|---|---|---|---|---|---|---|
| 28 | 기존 | 당뇨병 | N | DE1_pt | 당뇨병 치료 | 0: 없음<br>1: 있음<br>8: 비해당(의사 진단 받지 않음) |
| 29 | 기존 | 당뇨병 | N | DE1_31 | 당뇨병혈당 관리치료_ 인슐린 주사 | 0: 아니오<br>1: 예<br>8: 비해당(의사 진단 받지 않음) |
| 30 | 기존 | 당뇨병 | N | DE1_32 | 당뇨병혈당 관리치료_ 당뇨병약 | 0: 아니오<br>1: 예<br>8: 비해당(의사 진단 받지 않음) |
| 31 | 기존 | 이환_고혈압 | N | HE_sbp1 | 1차 수축기 혈압 | □□□ mmHg |
| 32 | 기존 | 이환_고혈압 | N | HE_dbp1 | 1차 이완기 혈압 | □□□ mmHg |
| 33 | 기존 | 이환_고혈압 | N | HE_sbp2 | 2차 수축기 혈압 | □□□ mmHg |
| 34 | 기존 | 이환_고혈압 | N | HE_dbp2 | 2차 이완기 혈압 | □□□ mmHg |
| 35 | 기존 | 이환_고혈압 | N | HE_sbp3 | 3차 수축기 혈압 | □□□ mmHg |
| 36 | 기존 | 이환_고혈압 | N | HE_dbp3 | 3차 이완기 혈압 | □□□ mmHg |
| 37 | 신규 | | | HE_sbp | 최종 수축기 혈압 | □□□ mmHg<br>(2,3차 수축기 혈압의 평균) |
| 38 | 신규 | | | HE_dbp | 최종 이완기 혈압 | □□□ mmHg<br>(2,3차 이완기 혈압의 평균) |
| 39 | 신규 | | | HE_HP | 고혈압 유병여부 | 1: 정상(고혈압(3),고혈압 전단계(2)가 아니고, 수축기혈압이 120mmHg 미만이고, 이완기혈압이 80mmHg 미만인 사람)<br>2: 고혈압전단계(고혈압(3)이 아니고, 수축기혈압이 120mmHg 이상,140mmHg 미만이거나, 이완기혈압이 80mmHg 이상,90mmHg 미만인 사람)<br>3: 고혈압(수축기혈압이 140mmHg 이상 또는 이완기혈압이 90mmHg 이상 또는 고혈압 약물을 복용한 사람) |
| 40 | 기존 | 비만 체중 조절 | N | HE_ht | 신장 | □□□.□ cm |
| 41 | 기존 | 비만 체중 조절 | N | HE_wt | 체중 | □□□.□ kg |
| 42 | 신규 | 비만 체중 조절 | N | HE_BMI | BMI | □□.□ kg/m2<br>HE_wt/((HE_ht/100)*(HE_ht/100))<br>또는 HE_wt/(HE_ht/100)^2 |

| 번호 | 구분 | 영역 | 유형 | 변수 이름 | 변수 설명 | 입력 내용 |
|---|---|---|---|---|---|---|
| 43 | 신규 | 비만 체중 조절 | N | HE_obe | 비만 유병 여부 | 1: 저체중(체질량지수가 18.5kg/m$^2$ 미만인 사람)<br>2: 정상(체질량지수가 18.5kg/m$^2$ 이상, 25kg/m$^2$ 미만인 사람)<br>3: 비만(체질량지수가 25kg/m$^2$ 이상인 사람) |
| | 신규 | 비만 체중 조절 | N | HE_obe2 | 비만 유병 여부 | 1: 저체중(체질량지수가 18.5kg/m$^2$ 미만인 사람)<br>2: 정상(체질량지수가 18.5kg/m$^2$ 이상, 23kg/m$^2$ 미만인 사람)<br>3: 비만 전단계(체질량지수가 23kg/m$^2$ 이상, 25kg/m$^2$ 미만인 사람)<br>4: 1단계 비만(체질량지수가 25kg/m$^2$ 이상, 30kg/m$^2$ 미만인 사람)<br>5: 2단계 비만(체질량지수가 30kg/m$^2$ 이상, 35kg/m$^2$ 미만인 사람)<br>6: 3단계 비만(체질량지수가 35kg/m$^2$ 이상인 사람) |
| 44 | 기존 | 비만 체중 조절 | N | HE_wc | 허리둘레 | □□□.□ cm |
| 45 | 기존 | 혈액 검사 | N | HE_glu | 공복혈당 | □□□.□ mg/dL |
| 46 | 기존 | 혈액 검사 | N | HE_HbA1c | 당화혈색소 | □□.□ % |
| 47 | 기존 | 당뇨병 | N | HE_DM | 당뇨병 유병 여부 | 1: 정상(공복혈당장애(2), 당뇨병(3)이 아니고, 공복혈당이 100mg/dL 미만인 사람)<br>2: 공복혈당장애(당뇨병(3)이 아니고 공복혈당이 100mg/dL 이상이고, 126mg/dL 미만인 사람)<br>3: 당뇨병(공복혈당이126mg/dL 이상이거나, 의사 진단을 받았거나 혈당강하제 복용하거나, 인슐린 주사 투여받고 있는 사람) |
| 48 | 기존 | 혈액 검사 | N | HE_chol | 총콜레스테롤 | □□□.□ mg/dL |
| 49 | 기존 | 혈액 검사 | N | HE_TG | 중성지방 | □□□□.□ mg/dL |

## 2. 알아두면 편리한 기능들

### 1) 에러 메시지(Error message) 해결

[Basic Analysis] - [t-test]: An error has occurred. Check your logs or contact the app author for clarification

차이 검정을 하고자 하는 변수에 결측값이 포함된 경우 오류가 발생할 수 있다. [Data Import] 탭에서 해당 변수에 결측값이 있는지 확인한다. 관측값이 많은 경우 [Descriptive Statistics] 혹은 [Frequency Analysis] 분석을 통하여 전체 관측값과 해당 변수의 관측값의 수를 비교하여 결측값의 수를 확인한다. 결측이 있을 경우 제거 혹은 전처리하여 다시 분석한다.

## 3. Practice 정답

### 1) Case study I - 단면연구(cross sectional study)

Table 1. Distribution of general characteristics of study subjects by status of living alone

| Characteristic | Living alone | | Not living alone | | P-value* |
|---|---|---|---|---|---|
| | n | % | n | % | |
| All | 185 | 7.63 | 2146 | 92.37 | |
| Sex | | | | | 0.171 |
| Men | 89 | 48.11 | 955 | 42.63 | |
| Women | 96 | 51.89 | 1285 | 57.36 | |

| Characteristic | Living alone | | Not living alone | | P-value* |
|---|---|---|---|---|---|
| | n | % | n | % | |
| Age, y | | | | | 0.024 |
| 40-44 | 33 | 17.84 | 558 | 24.91 | |
| 45-49 | 43 | 23.24 | 557 | 24.87 | |
| 50-54 | 44 | 23.78 | 549 | 24.51 | |
| 55-59 | 65 | 35.14 | 576 | 25.71 | |
| Paid work | | | | | 0.299 |
| No | 44 | 23.8 | 444 | 20.7 | |
| Yes | 136 | 73.5 | 1599 | 74.5 | |
| Unknown | 5 | 2.7 | 103 | 4.8 | |
| Area | | | | | 〈0.001 |
| Urban | 137 | 74.05 | 1879 | 83.88 | |
| Rural | 48 | 25.95 | 361 | 16.12 | |
| Household income | | | | | 〈0.001 |
| Lower | 38 | 20.54 | 165 | 7.39 | |
| Lower middle | 55 | 29.73 | 453 | 20.29 | |
| Middle high | 45 | 24.32 | 721 | 32.29 | |
| High | 47 | 25.41 | 894 | 40.04 | |
| Unknown | 0 | 0.00 | 0 | 0.00 | |
| Binge drinking | | | | | 0.113 |
| Yes | 79 | 42.70 | 752 | 35.04 | |
| No | 105 | 56.76 | 1380 | 64.31 | |
| Unknown | 1 | 0.54 | 14 | 0.65 | |
| Smoking | | | | | 〈0.001 |
| No | 80 | 43.24 | 1252 | 58.34 | |

| Characteristic | Living alone | | Not living alone | | P-value* |
|---|---|---|---|---|---|
| | n | % | n | % | |
| Current | 71 | 38.38 | 446 | 20.78 | |
| Past | 33 | 17.84 | 432 | 20.13 | |
| Unknown | 1 | 0.54 | 16 | 0.75 | |
| Education level | | | | | 〈0.001 |
| ≤Elementary | 20 | 11.11 | 99 | 4.85 | |
| ≤Middle | 16 | 8.89 | 180 | 8.81 | |
| ≤High | 84 | 46.67 | 858 | 42.00 | |
| ≥College | 60 | 33.33 | 906 | 44.35 | |
| Unknown | 0 | 0.00 | 0 | 0.00 | |
| Subjective health evaluation | | | | | 〈0.001 |
| Very good | 8 | 4.32 | 77 | 3.59 | |
| Good | 22 | 11.89 | 535 | 24.93 | |
| Normal | 110 | 59.46 | 1103 | 51.40 | |
| Bad | 31 | 16.76 | 290 | 13.51 | |
| Very bad | 9 | 4.86 | 43 | 2.00 | |
| Unknown | 5 | 2.70 | 98 | 4.57 | |

*p value was estimated using chi-square test.

Table 2. Distribution of depressive symptom of study subjects according to the general characteristics

| Characteristic | PHQ-9 | | | PHQ-9 ≥ 10 | | |
|---|---|---|---|---|---|---|
| | mean | SD | p-value | n | % | p-value |
| All | 2.1 | 3.2 | | 85 | | |
| Sex | | | 〈0.001 | | | 0.014 |
| Men | 1.7 | 2.9 | | 24 | 28.2 | |
| Women | 2.4 | 3.4 | | 61 | 71.8 | |
| Age, y | | | 0.654 | | | 0.099 |
| 40-44 | 2.2 | 3.1 | | 16 | 18.8 | |
| 45-49 | 2.1 | 3.2 | | 23 | 27.1 | |
| 50-54 | 2.0 | 3.3 | | 15 | 17.7 | |
| 55-59 | 2.1 | 3.2 | | 31 | 36.5 | |
| Paid work | | | | | | 〈0.001 |
| No | 2.9 | 4.0 | | 69 | 81.2 | |
| Yes | 1.9 | 2.9 | | 16 | 18.8 | |
| Area | | | | | | 0.476 |
| Urban | 2.1 | 3.2 | | 68 | 80.0 | |
| Rural | 2.2 | 3.3 | | 17 | 20.0 | |
| Household income | | | 〈0.001 | | | 〈0.001 |
| Lower | 3.7 | 4.6 | | 21 | 24.7 | |
| Lower middle | 2.6 | 3.7 | | 25 | 29.4 | |
| Middle high | 2.0 | 3.1 | | 24 | 28.2 | |
| High | 1.5 | 2.5 | | 15 | 17.7 | |

| Characteristic | PHQ-9 | | | PHQ-9 ≥ 10 | | |
|---|---|---|---|---|---|---|
| | mean | SD | p-value | n | % | p-value |
| Binge drinking | | | 0.053 | | | 0.907 |
| No | 2.0 | 3.0 | | 32 | 37.7 | |
| Yes | 2.4 | 3.8 | | 53 | 62.4 | |
| Unknown | 0.0 | 0.0 | | 0 | 0.0 | |
| Smoking status | | | 0.019 | | | 0.232 |
| No | 2.0 | 3.0 | | 26 | 30.6 | |
| Past | 2.0 | 3.3 | | 18 | 21.2 | |
| Current | 2.5 | 3.7 | | 41 | 48.2 | |
| Unknown | 0.0 | 0.0 | | 0 | 0.0 | |
| Education level | | | 0.002 | | | 0.006 |
| Less than elementary | 2.9 | 3.8 | | 11 | 12.9 | |
| Middle school | 2.5 | 3.5 | | 10 | 11.8 | |
| High school | 2.2 | 3.4 | | 35 | 41.2 | |
| More than College | 1.9 | 2.9 | | 29 | 34.1 | |
| Subjective health evaluation | | | 〈0.001 | | | 〈0.001 |
| Very good | 0.6 | 1.7 | | 1 | 1.2 | |
| Good | 1.0 | 1.9 | | 2 | 2.4 | |
| Normal | 2.0 | 2.8 | | 30 | 35.3 | |
| Bad | 3.9 | 4.3 | | 33 | 38.8 | |
| Very bad | 7.8 | 6.0 | | 19 | 22.4 | |

*p value was estimated using t-test, ANOVA, or chi-square test.

## 2) Case study II – 코호트 연구(cohort study)

Table 6. distribution of general characteristics of the study subjects

| | All | | Censored | | Dead | | p-value* |
|---|---|---|---|---|---|---|---|
| | Mean | SD | Mean | SD | Mean | SD | |
| All (N (%)) | 228 | 100.0 | 63 | 27.6 | 165 | 72.4 | |
| Sex (N (%)) | | | | | | | <0.001 |
| Males | 138 | 60.5 | 26 | 41.3 | 112 | 67.9 | |
| Females | 90 | 39.5 | 37 | 58.7 | 53 | 32.1 | |
| Age (years) | 62.4 | 9.1 | 60.3 | 9.7 | 63.3 | 8.7 | 0.024 |
| Follow-up time (days) | 305.2 | 210.6 | 363.5 | 221.1 | 283.0 | 202.8 | 0.010 |
| ECOG performance score | 1.0 | 0.7 | 0.7 | 0.6 | 1.1 | 0.7 | |
| Karnofsky performance score | | | | | | | |
| By physician | 81.9 | 12.3 | 85.6 | 10.9 | 80.5 | 12.6 | 0.006 |
| By patient | 80.0 | 14.6 | 84.0 | 14.5 | 78.4 | 14.4 | 0.010 |
| r (p-value)** | 0.520 (<0.001) | | | | | | |

* p-value estimated using chi-square test or t-test

** Pearson's correlation coefficient and p-value

# 참고 문헌


여인권, 『통계학: 기본개념과 원리』, 자유아카데미, 2016.

김양진, 『생존분석』, 자유아카데미, 2013.

The R Project for Statistical Computing Arailable from https://www.r-project.org/.

John, B., Daniel, Co, Harriet, D., and Denis, H. Software Carpentry: Programming with R. Version June 2016, Arailable from https://github.com/swcarpentry/r-novice-inflammation, 10.5281/zenodo.57541.

최경화·하미나, 『R-COMMANDER를 이용한 통계분석: 의약 보건학 자료의 적용』, 단국대학교출판부, 2013.

이주행·최경화, 『Excel 누구나 하는 보건통계분석』, 한나래아카데미, 2021.

노종현·오윤상·김광현·이채연·장준영·최동휘·권호장·이용한·최경화, 「2020. 중장년층의 독서, 직업 유무와 정신건강: 제7기 국민건강영양조사 (2016-2018)」, 『보건교육건강증진학회지』, 37(3): 1-13.

Oken, M.M., Creech, R.H., Tormey, D.C., Horton, J., Davis, T.E., McFadden, E.T., und Carbone, P.P.: Toxicity And Response Criteria Of The Eastern Cooperative Oncology Group. Am J Clin Oncol. 5: 649-655, 1982.

Statistical tools for high-throughput data analysis (STHDA). Arailable from http://www.sthda.com/english/wiki/survival-analysis-basics.

질병관리청, 코로나바이러스감염증-19(COVID-19). Arailable from http://ncov.mohw.go.kr/bdBoardList_Real.do?brdId=1&brdGubun=11&ncvContSeq=&contSeq=&board_id=&gubun=.

질병관리청, 감염병포털, https://www.kdca.go.kr/npt/biz/npp/iss/ipiStatisticsMain.do.

Our World in Data. Arailable from https://ourworldindata.org/coronavirus/country/south-korea#how-many-tests-are-performed-each-day.